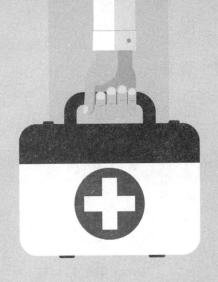

皮肤科疾病诊疗学

PI FU KE JI BING ZHEN LIAO XUE

刘玉磊 严晓峰 赵珉 主编

江西·南昌

江西科学技术出版社

图书在版编目（CIP）数据

皮肤科疾病诊疗学 / 刘玉磊, 严晓峰, 赵珉主编
. -- 南昌：江西科学技术出版社, 2021.11（2023.7重印）
ISBN 978-7-5390-6726-1

Ⅰ. ①皮… Ⅱ. ①刘… ②严… ③赵… Ⅲ. ①皮肤病
-诊疗 Ⅳ. ①R751

中国版本图书馆CIP数据核字（2019）第024314号

国际互联网（Internet）地址：
http://www.jxkjcbs.com
选题序号：ZX2018431
图书代码：B19006-102

皮肤科疾病诊疗学　　　　　　　　　　　　　刘玉磊　严晓峰　赵珉　主编

出版 发行	江西科学技术出版社
社址	南昌市蓼洲街2号附1号
	邮编：330009　电话：（0791）86623491　86639342（传真）
印刷	永清县晔盛亚胶印有限公司
经销	各地新华书店
开本	787 mm×1092 mm　1/16
字数	160千字
印张	8.75
版次	2021年11月第1版　2023年7月第2次印刷
书号	ISBN 978-7-5390-6726-1
定价	45.00元

赣版权登字-03-2019-016

前　言

　　《皮肤科疾病诊疗学》共分为 8 章。该书主要内容包括：皮肤性病学概述、皮肤的结构、皮肤性病的临床表现及诊断和皮肤性病的治疗等等。主要从皮肤的基本结构入手，对皮肤性疾病进行分类叙述，对皮肤性疾病的形成病因和临床表现进行阐述，重点阐述这些疾病的诊断要点和内容。

　　编写本书的主要目的是为医护人员提供可借鉴的基础知识，希望有助于临床工作更好进行。

目　录

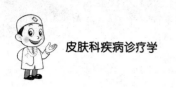

下篇 皮肤性疾病的诊疗

上篇 基础知识

第一章 绪论

第一节 皮肤科疾病学的定义和范畴

皮肤病学是研究皮肤及附属器和各种与之相关疾病的科学,其内容包括正常皮肤及附属器的结构与功能,各种皮肤及附属器疾病的病因、发病机制、临床表现、诊断方法、治疗及预防。性病学是研究性传播疾病的科学,其内容包括各种性传播疾病的病因、发病机制、临床表现、诊断方法、治疗及预防。皮肤性病学是一门涉及面广、整体性强的临床应用学科,同时又与其他临床学科之间存在广泛而密切的联系。就实践工作的性质而言,皮肤性病学研究的范畴又可分为专业基础性研究和临床应用性研究,二者是相辅相成、紧密联系的有机整体,前者是后者的推广和深入,后者是前者的导引和归宿。

近年来,在各基础学科的推动和带动下,生命科学逐渐成为人类自然科学发展的先导,人们对自身生命及其价值的认识正在不断深入,临床医学的内容得到不断扩展,皮肤性病学也相应地进入了一个飞跃发展的阶段。皮肤组织病理学、皮肤生理学、皮肤病原生物学、皮肤遗传学、皮肤流行病学等领域均取得显著进展,皮肤性病学与其他各基础学科互相渗透和交叉的态势已经形成,学科发展正逐步走向均衡和协调。随着生活水平的提高,人们对皮肤健康的要求不仅仅限于没有疾病,而是逐步扩展到对皮肤的美学要求,这些要求也促进了皮肤美容学、皮肤整形外科学等分支学科的发展。

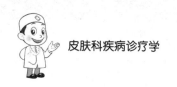

第二节　皮肤科疾病学发展简史

一、世界皮肤性病学发展历程

18 世纪中叶以前,皮肤病诊治工作一般由外科医师承担,有关皮肤病学的知识也被包含在外科学教科书中。18 世纪末,许多知名的内科医师开始注意观察和记录发生于皮肤的疾病,这种趋势一直延续到 19 世纪,直至皮肤病学成为内科学的一个分支。19 世纪末,对梅毒螺旋体和结核分枝杆菌感染的研究成为内科学中一个相对独立的范畴。20 世纪初,一些内科医师开始专门致力于皮肤病学研究,使皮肤病学成为一门独立于内科学之外的临床学科。由于多数性传播疾病的治疗也由皮肤科医师承担,因此性病学逐渐被纳入皮肤病学的范畴,包括我国在内的多数国家将其合并命名为皮肤性病学。

皮肤性病学在 20 世纪上半叶发展极为缓慢,主要对各种皮肤病和性病进行临床表现的描述、命名及分类,各种疾病的治疗手段也仅限于经验性治疗,缺乏显著疗效。由于多数皮肤病和性病发生于体表,易于临床观察,因此常无须进一步深入检查,加之这个时期除皮肤组织病理检查外并无其他检查手段,因此在探求疾病本质方面,皮肤性病学远远落后于其他学科(如心脏病学和内分泌学)。20 世纪下半叶,由于各基础学科的发展及其与皮肤性病学之间的有效结合,皮肤性病学的研究手段不断丰富,使一些皮肤病和性病的病因、发病机制、治疗手段等的研究成为可能。近几十年来,分子生物学技术逐渐与皮肤性病学融合,不仅为皮肤性病学工作者提供了更为先进的研究手段,而且促使一批非医学科学家投身到皮肤性病学研究中,这无疑大大推动了皮肤性病学相关研究工作的进程。现代医药工业显著加快了新药的研发进度,这在某种程度上也推动了皮肤性病学的基础和临床研究。

近年来,皮肤性病学发展非常迅速,其分支学科包括皮肤外科、激光医学、光生物医学等,逐渐成为一门内容涵盖丰富、研究领域宽广、技术手段先进、发展潜力巨大的临床医学分支学科。

二、我国皮肤性病学发展历程

与现代医学发源地的西方国家相比,皮肤性病学在我国具有更悠久的历史。早在公元前 14 世纪的甲骨文中就已有"疥"和"疕"字出现,并有癣、疣等病名。《周礼·天官》中记载"凡邦之有疾病者,疕疡者造焉,则使医分而治之",说明在当时的医学中就已经对皮肤病学的研究范畴进行了初步界定。春秋三国时期,人们对皮肤病的认识已经逐渐增多并形成了一定的理论基础。汉朝张仲景《金匮要略》中比较完备地记载了淋病的有关内容;唐朝孙思邈《千金要方》《千金翼方》是小儿皮肤病学的先驱;明朝陈实功《外科正宗》中有关皮肤性病学的记载集历代皮肤病成就之大成;明朝韩懋《杨梅疮论治方》是我国最早记载梅毒的专著。

20 世纪 50 年代以前,我国的皮肤性病学发展一直较为缓慢,但自 50 年代,尤其是 80 年代以后,我国皮肤性病学在基础研究、组织病理学、免疫学、职业性皮肤病等方面已经取得了长足的发展,出现了一批较高水平的研究成果,这些发展和成果显著夯实了我国皮肤性病学的基础。近年来,我国皮肤性病学工作者与其他基础科学研究人员一起,在消化吸收国外先进技术、先进经验的基础上,紧密跟踪世界研究热点并力求有所创新,研究水平迅速提高,在皮肤遗传学、皮肤免疫学、性传播疾病等方面的研究已经接近或达到世界先进水平(如最近我国皮肤性病学工作者发现毛发上皮瘤和红斑肢痛症的致病基因等),大大推动了我国皮肤性病学的发展。

第三节　我国皮肤科疾病学发展现状

皮肤病学研究的内容复杂得多,目前可以命名的具有不同临床特点的皮肤及附属器疾病种类多达 2000 余种。在皮肤病的命名上,长期以来没有统一,国际上各种命名标准共存,有些存在交叉(如按病因命名的真菌感染性皮肤病和药疹,按共同组织病理特征命名的角化性皮肤病,按解剖学部位命名的毛发疾病、甲疾病,按共同皮损特征命名的大疱性皮肤病、红斑鳞屑性皮肤病等),这些命名的统一有待于对各种疾病深入而全面的认识。

皮肤病的这种复杂性与皮肤及附属器所处的复杂病因体系有关。皮肤包绕整个躯体,除受机体内部各种因素影响之外,还直接与个体所处的外界环境相接触;这些内部和外部因素的改变均可能对皮肤及附属器造成影响,当这些影响达到或超过一定程度时即可致病。同时,皮肤还与机体其他系统或脏器之间存在着紧密联系,因此皮肤异常表现常为机体内部某些病变的"窗口",如青年女性发生的面部蝶形红斑常提示系统性红斑狼疮,剧烈的皮肤瘙痒常与肝肾疾病或糖尿病有关等,这在临床上具有重

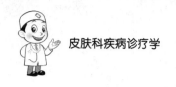

要的提示作用。

皮肤病给患者带来的影响一般用"5D"模式来描述,其中心理影响越来越受到关注,因为后者不但影响患者的生存质量,而且可对其所患的疾病造成负面影响,形成恶性循环。

目前,相当一部分皮肤病及少数性病尚缺乏有效的治疗或控制手段,在人类普遍对生存质量要求提高的今天,这种状况是每位皮肤性病学工作者必须面对的挑战。广泛开展基础和临床研究、加快新药研发、开拓治疗手段将是解决这些问题的必由之路。

第四节　皮肤性病学的发展前景

一、美容领域有望取得新进展

新型技术设备在美容皮肤性病学领域得到推广,如强脉冲光嫩肤、射频紧肤、红外紧肤及激光非剥蚀性技术等。与此同时,在健康皮肤及毛发的护理、保湿剂及润肤剂的合理使用、防晒剂的选择、肉毒素除皱、果酸嫩肤、毛发移植、皮肤整形美容外科等领域,我国皮肤性病工作者也开展了大量工作,正在不断满足广大群众对美的追求。此外,我国学者在药物相关性研究、性传播疾病机制研究和控制等方面也广泛开展了研究,并取得可喜成果。可以预想,随着与各相关专业互相渗透和交叉的不断拓展和深化,我国皮肤性病学的发展在美容领域必将进一步走向均衡和协调。

二、皮肤病的治疗引入新科技手段

传统皮肤病的治疗包括内用药物与外用药物两方面。内用药物,包括中西药,如疗法镇静剂、抗组胺药、抗真菌剂、抗菌剂、类固醇皮质激素、免疫抑制剂、抗疟药及维A酸类药。外用药物,也包括中西药,其中外用药物有止痒剂、收敛剂、保护剂、角质离解剂、角质促成剂、抗菌剂、抗真菌剂、杀虫剂及腐蚀剂等各类常用药物;外用药物剂型有溶液、粉剂、刷剂(洗剂、振荡剂)酒精剂、油剂、乳剂、凝胶剂、糊膏、软膏、硬膏及涂膜剂等。现阶段皮肤性病学研究已经步入新的阶段,治疗包括物理及其他疗法,如电凝、电解、电烙、微波、冷冻疗法、紫外线、光化学疗法、X线及放射性同位素、激光等,能有效地缓解皮肤病的复发,并成为皮肤性病学研究的新领域。

三、皮肤性病学普及教育,有效预防皮肤病

随着皮肤性病学的研究越加深入,研究成果可以在百姓中加以推广,并进行简单

的普及教育,以此来有效预防皮肤病。皮肤病学知识普及应该有规模有秩序地开展。普及前应该有专业的教员进行充分备课,讲课时专业性重点突出,层次分明,对于重点内容必须讲深讲透,以重点带一般。为加强百姓的理解与吸收,讲课过程中除联系临床经验外,并充分利用多媒体及典型病例示教,注意简单易懂地对百姓开展皮肤性疾病的科普教育。

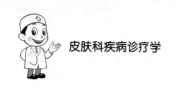

第二章　皮肤的结构

　　皮肤被覆于体表,与人体所处的外界环境直接接触,在口、鼻、尿道口、阴道口、肛门等处与体内各种管腔表面的黏膜互相移行,对维持人体内环境稳定极其重要。皮肤由表皮、真皮和皮下组织构成,其中含血管、淋巴管、神经、肌肉及各种皮肤附属器如毛发、皮脂腺、汗腺和甲等,表皮与真皮之间由基底膜带相连接。皮肤为人体最大的器官,总重量约占个体体重的 16%,成人皮肤总面积约为 $1.5m^2$,新生儿约为 $0.21m^2$。不包括皮下组织,皮肤的厚度为 0.5~4.0mm,存在较大的个体、年龄和部位差异,如眼睑、外阴、乳房的皮肤最薄,厚度约为 0.5mm,而掌跖部位皮肤最厚,可达 3~4mm;表皮厚度约为 0.1mm,真皮厚度可达 0.4~2.4mm。

　　皮肤附着于深部组织并受纤维束牵引形成致密的多走向沟纹,称为皮沟,其将皮肤划分为大小不等的细长隆起称为皮嵴,较深的皮沟将皮肤表面划分成菱形或多角形微小区域,称为皮野。皮嵴上的凹点即为汗腺开口。掌跖及指(趾)屈侧的皮沟、皮嵴平行排列并构成特殊的涡纹状图样,称为指(趾)纹,其样式由遗传因素决定,除同卵双生子外,个体之间均存在差异。

　　根据皮肤的结构特点,可将其大致分为有毛的薄皮肤和无毛的厚皮肤两种类型,前者被覆身体大部分区域,后者分布于掌跖和指(趾)屈侧面,具有较深厚的摩擦嵴,能耐受较强的机械性摩擦。有些部位皮肤的结构比较特殊,不属于上述两种类型,如口唇、外阴、肛门等皮肤-黏膜交界处。皮肤的颜色因种族、年龄、性别、营养及部位不同而有所差异。

第一节 表皮

表皮属复层鳞状上皮,主要由角质形成细胞、黑素细胞、朗格汉斯细胞和麦克尔细胞等构成。表皮借基底膜带与真皮相连接。

一、角质形成细胞

角质形成细胞由外胚层分化而来,是表皮的主要构成细胞,数量占表皮细胞的80%以上,在分化过程中可产生角蛋白。角质形成细胞之间及与下层结构之间存在一些特殊的连接结构如桥粒和半桥粒。根据分化阶段和特点可将角质形成细胞分为五层,由深至浅分别为基底层、棘层、颗粒层、透明层和角质层。

(一)基底层

基底层位于表皮底层,由一层立方形或圆柱状细胞构成,细胞长轴与真皮-表皮交界线垂直。胞质呈嗜碱性,胞核卵圆形,核仁明显,核分裂象较常见,胞核上方可见黑素颗粒聚集或呈帽状排列。电镜下可见胞质内有许多走向规则的张力细丝,直径约5nm,常与表皮垂直。基底层细胞底部借半桥粒与基底膜带相附着。

基底层细胞分裂、逐渐分化成熟为角质层细胞并最终由皮肤表面脱落是一个受到精密调控的过程。正常情况下约30%的基底层细胞处于核分裂期,新生的角质形成细胞有次序地逐渐向上移动,由基底层移行至颗粒层约需14d,再移行至角质层表面并脱落又需14d,共约28d,称为表皮通过时间或更替时间。

(二)棘层

棘层位于基底层上方,由4~8层多角形细胞构成,细胞轮廓渐趋扁平。细胞表面有许多细小突起,相邻细胞的突起互相连接,形成桥粒。电镜下可见胞质内有许多张力细丝聚集成束,并附着于桥粒上,棘层上部细胞胞质中散在分布直径为100~300nm的包膜颗粒,称角质小体或Odland小体。

(三)颗粒层

颗粒层位于棘层上方,在角质层薄的部位由1~3层梭形或扁平细胞构成,而在掌跖等部位细胞可厚达10层,细胞长轴与皮面平行。细胞核和细胞器溶解,胞质中可见大量形态不规则的透明角质颗粒沉积于张力细丝束之间。

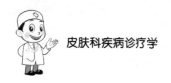

（四）透明层

透明层位于颗粒层与角质层之间，仅见于掌跖等部位的较厚表皮中，由 2~3 层较扁平的细胞构成。细胞界限不清，易被伊红染色，光镜下胞质呈均质状并有强折光性。

（五）角质层

角质层位于表皮最上层，由 5~20 层已经死亡的扁平细胞构成，在掌跖部位可厚达 40~50 层。细胞正常结构消失，胞质中充满由张力细丝与均质状物质结合而形成的角蛋白。角质层上部细胞间桥粒消失或形成残体，故易于脱落。

二、黑素细胞

黑素细胞起源于外胚层的神经嵴，其数量与部位、年龄有关而与肤色、人种、性别等无关。几乎所有组织内均有黑素细胞，但以表皮、毛囊、黏膜、视网膜色素上皮等处为多。HE 染色切片中黑素细胞位于基底层，数量约占基底层细胞总数的 10%，细胞胞质透明，胞核较小，银染色及多巴染色显示细胞有较多树枝状突起。电镜下可见黑素细胞胞质内含有特征性黑素小体，后者为含酪氨酸酶的细胞器，是合成黑素的场所。1 个黑素细胞可通过其树枝状突起向周围 10~36 个角质形成细胞提供黑素，形成 1 个表皮黑素单元。黑素能遮挡和反射紫外线，保护真皮及深部组织免受辐射损伤。

三、朗格汉斯细胞

朗格汉斯细胞是由起源于骨髓的单核-巨噬细胞通过一定循环通路进入表皮中形成的免疫活性细胞。多分布于基底层以上的表皮和毛囊上皮中，数量约占表皮细胞总数的 3%~5%，密度因部位、年龄和性别而异，一般面颈部较多而掌跖部较少。

朗格汉斯细胞 HE 染色及多巴染色阴性，氯化金染色及 ATP 酶染色阳性。光镜下细胞呈多角形，胞质透明，胞核较小并呈分叶状，线粒体、高尔基复合体、内质网丰富，并有溶酶体。电镜下细胞核呈扭曲状，无张力细丝、桥粒和黑素小体，胞质清亮，内有特征性的麦克尔颗粒，后者多位于胞核凹陷附近，长 150~300nm，宽约 40nm，其上有约 6nm 的周期性横纹，有时可见颗粒一端出现球形泡而呈现网球拍样外观；目前认为麦克尔颗粒是由朗格汉斯细胞吞噬外来抗原时胞膜内陷形成，是一种消化细胞外物质的吞噬体或抗原贮存形式。

朗格汉斯细胞有多种表面标记，包括 IgG 和 IgE 的 FcR、C3b 受体、MHC Ⅱ类抗原（HLA-DR、DP、DQ）及 CD4、CD45、S-100 等抗原。人类朗格汉斯细胞是正常皮肤内唯一能与 CD1a（OKT6）单克隆抗体结合的细胞。

四、麦克尔细胞

麦克尔细胞多分布于基底层细胞之间,细胞有短指状突起,胞质中含许多直径为 $80\sim100nm$ 的神经内分泌颗粒,胞核呈圆形,常有深凹陷或呈分叶状。电镜下麦克尔细胞借桥粒与角质形成细胞相连,常固定于基底膜而不跟随角质形成细胞向上迁移。麦克尔细胞在感觉敏锐部位(如指尖和鼻尖)密度较大,这些部位的神经纤维在临近表皮时失去髓鞘,扁盘状的轴突末端与麦克尔细胞基底面形成接触,构成麦克尔细胞–轴突复合体,可能具有非神经末梢介导的感觉作用。

五、角质形成细胞间及其与真皮间的连接

(一)桥粒

桥粒是角质形成细胞间连接的主要结构,由相邻细胞的细胞膜发生卵圆形致密增厚而共同构成。电镜下桥粒呈盘状,直径为 $0.2\sim0.5\mu m$,厚为 $30\sim60nm$,其中央有 $20\sim30nm$ 宽的电子透明间隙,内含低密度张力细丝袢;间隙中央电子密度较高的致密层称中央层,其黏合物质是糖蛋白;中央层的中间还可见一条更深染的间线。构成桥粒的相邻细胞膜内侧各有一增厚的盘状附着板,长 $0.2\sim0.3\mu m$,厚约 $30nm$,许多直径约为 $10nm$ 的张力细丝呈袢状附着于附着板上,其游离端向胞质内返折,附着板上固有的张力细丝可从内侧钩住张力细丝袢,这些固有张力细丝还可穿过细胞间隙并与中央层纵向张力细丝相连,称为跨膜细丝。

桥粒由两类蛋白质构成:一类是跨膜蛋白,位于桥粒芯,主要由桥粒芯糖蛋白(Dsg)和桥粒芯胶蛋白(Dsc)构成,它们形成桥粒的电子透明细胞间隙和细胞间接触层;另一类为胞质内的桥粒斑蛋白,是盘状附着板的组成部分,主要成分为桥粒斑蛋白(DP)和桥粒斑珠蛋白(PG)。

桥粒本身即具有很强的抗牵张力,加上相邻细胞间由张力细丝构成的连续结构网,使得细胞间连接更为牢固。在角质形成细胞的分化过程中,桥粒可以分离,也可重新形成,使表皮细胞逐渐到达角质层而有规律的脱落。桥粒结构的破坏可引起角质形成细胞之间相互分离,临床上形成表皮内水疱或大疱。

(二)半桥粒

半桥粒是基底层细胞与下方基底膜带之间的主要连接结构,系由角质形成细胞真皮侧胞膜的不规则突起与基底膜带相互嵌合而成,其结构类似于半个桥粒。电镜下半桥粒内侧部分为高密度附着斑,基底层细胞的角蛋白张力细丝附着于其上,胞膜外侧

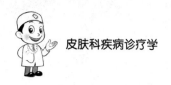

部分称为亚基底致密斑,两侧致密斑与中央胞膜构成夹心饼样结构。致密斑中含 BPAG1、BPAG2、整合素等蛋白。

(三)基底膜带(BMZ)

基底膜带位于表皮与真皮之间,PAS(过碘酸-雪夫)染色显示为一条 $0.5\sim1.0\mu m$ 的紫红色均质带,银浸染法可染成黑色。皮肤附属器与真皮之间、血管周围也存在基底膜带。电镜下基底膜带由胞膜层、透明层、致密层和致密下层四层结构组成。

1.胞膜层

胞膜层即基底层细胞真皮侧胞膜,厚约 8nm,可见半桥粒穿行其间,半桥粒一方面借助附着斑与胞质内张力细丝相连接,另一方面借助多种跨膜蛋白如 BPAG2、亲和素 α6β4 等与透明层黏附,从而发挥在基底膜带中的"铆钉"样连接作用。

2.透明层

透明层厚 $35\sim40nm$,电子密度较低,主要成分是板层素及其异构体,它们组成了细胞外基质和锚丝,锚丝可穿过透明层达致密层,具有连接和固定作用。

3.致密层

致密层厚 $35\sim45nm$,主要成分是Ⅳ型胶原,也有少量板层素。Ⅳ型胶原分子间相互交联形成的连续三维网格具有高度的稳定性,是基底膜带的重要支持结构。

4.致密下层

致密下层也称网板,致密下层与真皮之间互相移行,无明显界限。致密下层中有锚原纤维穿行,Ⅶ型胶原是其主要成分,后者与锚斑结合,将致密层和下方真皮连接起来,维持表皮与下方结缔组织之间的连接。

基底膜带的四层结构通过各种机制有机结合在一起,除使真皮与表皮紧密连接外,还具有渗透和屏障等作用。表皮无血管,血液中的营养物质即通过基底膜带进入表皮,而表皮的细胞产物又可通过基底膜带进入真皮。一般情况下,基底膜带限制分子量大于 40000 的大分子通过,但当其发生损伤时,炎症细胞、肿瘤细胞及其他大分子物质均可通过基底膜带进入表皮。基底膜带结构的异常可导致真皮与表皮分离,形成表皮下水疱或大疱。

第二节　真皮

真皮位于表皮深层,向下与皮下组织相连,与后者无明显界限。真皮由致密结缔组织组成。其内分布着各种结缔组织细胞和大量的胶原纤维弹性纤维,使皮肤既有弹性,又有韧性。结缔组织细胞以成纤维细胞和肥大细胞较多。真皮位于表皮和皮下组织之间,主要由胶原纤维、弹力纤维、网状纤维和无定型基质等结缔组织构成,其中还有神经和神经末梢,血管,淋巴管,肌肉以及皮肤的附属器。

一、组成结构

真皮位于表皮深层,表皮和皮下组织之间,主要由胶原纤维,弹力纤维,网状纤维和无定型基质等结缔组织构成,其中还有神经和神经末梢,血管,淋巴管,肌肉以及皮肤的附属器。

真皮可分为乳头层和网织层两层。乳头层可分为真皮乳头及乳头下层(两者合称为真皮上部)。网织层也可分为真皮中部和真皮下部,但两者没有明确界限。

真皮向下与皮下组织相连,与后者无明显界限。真皮由致密结缔组织组成。其内分布着各种结缔组织细胞和大量的胶原纤维弹性纤维,使皮肤既有弹性,又有韧性。结缔组织细胞以成纤维细胞和肥大细胞较多。真皮的厚度不同,手掌、足底的真皮较厚,约3mm,眼睑等处最薄,约0.6mm。一般厚度在1~2mm。真皮可分为乳头层和网状层。

真皮比表皮厚,含有大量弹性纤维和胶原纤维,使皮肤有一定的弹性和韧性,真皮内含有丰富的血管和感觉神经末梢。真皮结缔组织的胶原纤维和弹性纤维互相交织在一起,埋于基质内。正常真皮中细胞成分有成纤维细胞,组织细胞及肥大细胞等。胶原纤维,弹性纤维和基质都是由成纤维细胞分泌产生的。网状纤维是幼稚的胶原纤维,并非一独立成分。真皮组织的厚薄与其纤维组织和基质的多少关系密切,并与皮肤的致密性、饱满度、松弛和起皱现象密切相关,近年来受到越来越多的美容皮肤科学家的关注。

二、真皮结构

(一)胶原纤维

含量最丰富,HE染色呈浅红色。真皮乳头层、表皮附属器和血管附近的胶原纤维较纤细,且无一定走向;真皮中下部的胶原纤维聚成走向几乎与皮面平行的粗大纤维束,相互交织成网,在不同水平面上各自延伸;真皮下部的胶原束最粗。胶原纤维由直径为70~140nm的胶原原纤维聚合而成,主要成分为Ⅰ型胶原,少数为Ⅲ型胶原。胶原纤维韧性大,抗拉力强,但缺乏弹性。

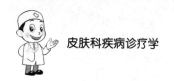

（二）网状纤维

并非独立的纤维成分，仅是幼稚的、纤细的未成熟胶原纤维。主要分布在乳头层及皮肤附属器、血管和神经周围。HE染色难以显示，银染呈黑色，故又称嗜银纤维。网状纤维由直径40~65nm的网状原纤维聚合而成，主要成分为Ⅲ型胶原。

（三）弹力纤维

HE染色不易辨认，醛品红染色呈紫色。电镜下弹力纤维较胶原纤维细，直径1~3nm，呈波浪状，相互交织成网，缠绕在胶原纤维束之间。弹力纤维由弹力蛋白和微原纤维构成。弹力纤维具有较强的弹性。

（四）基质

基质为填充于纤维、纤维束间隙和细胞间的无定形物质，主要成分为蛋白多糖。蛋白多糖以曲折盘绕的透明质酸长链为骨架，通过连接蛋白结合许多蛋白质分子形成支链，后者又连有许多硫酸软骨素等多糖侧链，使基质形成许多微孔隙的分子筛立体构型。小于这些孔隙的物质如水、电解质、营养物质和代谢产物可自由通过，进行物质交换；大于孔隙者（如细菌等）则不能通过，被限制于局部，有利于吞噬细胞吞噬。

（五）细胞

主要有成纤维细胞、肥大细胞、巨噬细胞、真皮树枝状细胞、朗格汉斯细胞和噬色素细胞等，还有少量淋巴细胞和白细胞，其中成纤维细胞和肥大细胞是真皮结缔组织中主要的常驻细胞。

第三节　皮下组织

皮下组织是皮肤以下的疏松结缔组织和脂肪组织，连接皮肤与肌肉，常称为浅筋膜。皮下组织介于皮肤与深部组织之间，使皮肤有一定的可动性。皮下组织的厚度因个体、年龄、性别、部位、营养、疾病等而有较大的差别，一般以腹部和臀部最厚，脂肪组织丰富。眼睑、手背、足背和阴茎处最薄，不含脂肪组织。

一、组成

皮下组织由疏松结缔组织和脂肪小叶构成，其上接真皮，下与筋膜、肌肉腱膜或骨膜相连。脂肪细胞胞浆透明，核偏于细胞内缘。脂肪细胞聚集形成一级小叶，许多一级小叶构成二级小叶,二级小叶周围有纤维间隔或称小梁。脂肪间隔中含有血管、淋巴管、神经、小汗腺和顶泌汗腺等。

二、作用

皮下组织具有连接、缓冲机械压力、储存能量、维持保温等作用。另外,由于此层组织疏松,血管丰富,临床上常在此做皮下注射。

三、组织病理改变

皮下组织易受外伤、缺血,特别是邻近炎症的影响,可引起变性和坏死。真皮内出现的各种病变,可反映在皮下组织,常见的病变主要有血管炎及脂膜炎。

第四节　皮肤附属器

皮肤附属器包括毛发、皮脂腺、汗腺和甲,由外胚层分化而来。

一、毛发

掌跖、指趾屈面及其末节伸面、唇红、乳头、龟头、包皮内侧、小阴唇、大阴唇内侧、阴蒂等部位皮肤无毛,称为无毛皮肤;其他部位皮肤均有长短不一的毛,称为有毛皮肤。头发、胡须、阴毛及腋毛为长毛;眉毛、鼻毛、睫毛、外耳道毛为短毛;面、颈、躯干及四肢的毛发细软、色淡,为毳毛。毛发位于皮肤以外的部分称毛干,位于皮肤以内的部分称毛根,毛根末端膨大部分称毛球,包含在由上皮细胞和结缔组织形成的毛囊内,毛球下端的凹入部分称毛乳头,包含结缔组织、神经末梢和毛细血管,为毛球提供营养。毛发由同心圆状排列的角化上皮细胞构成,由内向外可分髓质、皮质和毛小皮,毛小皮为一层薄而透明的角化细胞,彼此重叠如屋瓦状。毛囊位于真皮和皮下组织中,由内毛根鞘、外毛根鞘和结缔组织鞘组成。

毛发的生长周期可分为生长期(约3年)、退行期(约3周)和休止期(约3月),其中80%毛发处于生长期。各部位毛发并非同时或按季节生长或脱落,而是在不同时间分散地脱落和再生。正常人每日可脱落70~100根头发,同时也有等量的头发再生。头发生长速度为0.27~0.40mm/d,经3~4年可长至50~60cm。毛发的性状与遗传、健康、激素水平、药物和气候等因素有关。

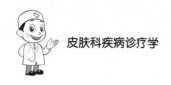

二、皮脂腺

皮脂腺是一种可产生脂质的器官,属泡状腺体,由腺泡和短的导管构成。腺泡无腺腔,外层为扁平或立方形细胞,周围有基底膜带和结缔组织包裹,腺体细胞破裂后脂滴释出并经导管排出。导管由复层鳞状上皮构成,开口于毛囊上部,位于立毛肌和毛囊的夹角之间,立毛肌收缩可促进皮脂排泄。在颊黏膜、唇红部、妇女乳晕、大小阴唇、眼睑、包皮内侧等区域,皮脂腺不与毛囊相连,腺导管直接开口于皮肤表面。头、面及胸背上部等处皮脂腺较多,称为皮脂溢出部位。皮脂腺分布广泛,存在于掌跖和指趾屈侧以外的全身皮肤。皮脂腺也有生长周期,但与毛囊生长周期无关,一般一生只发生两次,主要受雄激素水平控制。

三、汗腺

汗腺根据结构与功能不同可分为小汗腺和顶泌汗腺。

(一)小汗腺

小汗腺为单曲管状腺,由分泌部和导管部构成。分泌部位于真皮深部和皮下组织,由单层分泌细胞排列成管状,盘绕如球形;导管部由两层小立方形细胞组成,管径较细,其与腺体相连接的一段非常弯曲,其后的一段较直并上行于真皮,最后一段呈螺旋状穿过表皮并开口于汗孔。小汗腺的分泌细胞有明细胞和暗细胞两种,前者主要分泌汗液,后者主要分泌黏蛋白和回收钠离子。除唇红、鼓膜、甲床、乳头、包皮内侧、龟头、小阴唇及阴蒂外,小汗腺遍布全身,总数 160 万~400 万个,以掌跖、腋、额部较多,背部较少。小汗腺受交感神经系统支配。

(二)顶泌汗腺

顶泌汗腺曾称大汗腺,属大管状腺体,由分泌部和导管组成。分泌部位于皮下脂肪层,腺体为一层扁平、立方或柱状分泌细胞,其外有肌上皮细胞和基底膜带;导管的结构与小汗腺相似,但其直径约为小汗腺的 10 倍,通常开口于毛囊上部皮脂腺开口的上方,少数直接开口于表皮。顶泌汗腺主要分布在腋窝、乳晕、脐周、肛周、包皮、阴阜和小阴唇,偶见于面部、头皮和躯干,此外外耳道的耵聍腺、眼睑的睫腺及乳晕的乳轮腺也属于变形的顶泌汗腺。顶泌汗腺的分泌主要受性激素影响,青春期分泌旺盛。

四、甲

甲是覆盖在指(趾)末端伸面的坚硬角质,由多层紧密的角化细胞构成。甲的外露部分称为甲板,呈外凸的长方形,厚度为 0.50~0.75mm,近甲根处的新月状淡色区称为甲半月,甲板周围的皮肤称为甲廓,伸入近端皮肤中的部分称为甲根,甲板下的皮肤称为甲床,其中位于甲根下者称为甲母质,是甲的生长区,甲下真皮富含血管。指甲生长速度约 3 个月 1cm,趾甲生长速度约 9 个月 1cm。疾病、营养状况、环境和生活习惯的改变可影响甲的性状和生长速度。

第五节　皮肤的神经、脉管和肌肉

一、神经

皮肤中有丰富的神经分布,可分为感觉神经和运动神经,通过与中枢神经系统之间的联系感受各种刺激、支配靶器官活动及完成各种神经反射。皮肤的神经支配呈节段性,但相邻节段间有部分重叠。神经纤维多分布在真皮和皮下组织中。

(一)感觉神经

感觉神经可分为神经小体和游离神经末梢,后者呈细小树枝状分支,主要分布在表皮下和毛囊周围。神经小体分囊状小体和非囊状小体(如麦克尔细胞-轴突复合体),囊状小体由结缔组织被囊包裹神经末梢构成,包括帕奇尼小体、梅氏小体、鲁菲尼氏小体及克劳斯小体等,主要分布在无毛皮肤(如手指)。过去认为这些小体可分别感受压觉、触觉、热觉和冷觉,但目前发现仅有游离神经末梢而无神经小体的部位也能区分这些不同刺激,说明皮肤的感觉神经极为复杂。

(二)运动神经

运动神经来自交感神经节后纤维,其中肾上腺素能神经纤维支配立毛肌、血管、血管球、顶泌汗腺和小汗腺的肌上皮细胞,胆碱能神经纤维支配小汗腺的分泌细胞;面部横纹肌由面神经支配。

二、血管

皮肤血管具有营养皮肤组织和调节体温等作用。皮下组织的小动脉和真皮深部较大的微动脉都具有血管的三层结构,即内膜、中膜和外膜。真皮中有由微动脉和微静脉构成的乳头下血管丛(浅丛)和真皮下血管丛(深丛),这些血管丛大致呈层状分布,与皮肤表面平行,浅丛与深丛之间有垂直走向的血管相连通,形成丰富的吻合支。皮肤的毛细血管大多为连续型,由连续的内皮构成管壁,相邻的内皮细胞间有细胞连

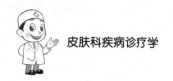

接。皮肤血管的这种结构不仅有利于给皮肤提供充足的营养,而且可以有效地进行体温调节。

三、淋巴管

皮肤的淋巴管网与几个主要的血管丛平行,皮肤毛细淋巴管盲端起始于真皮乳头层的毛细淋巴管,渐汇合为管壁较厚的具有瓣膜的淋巴管,形成乳头下浅淋巴网和真皮淋巴网,再通连到皮肤深层和皮下组织的更大淋巴管。毛细淋巴管管壁很薄,仅由一层内皮细胞及稀疏的网状纤维构成,内皮细胞之间通透性较大,且毛细淋巴管内的压力低于毛细血管及周围组织间隙的渗透压,故皮肤中的组织液、游走细胞、细菌、肿瘤细胞等均易通过淋巴管到达淋巴结,最后被吞噬处理或引起免疫反应,此外肿瘤细胞也可通过淋巴管转移到皮肤。

四、肌肉

立毛肌是皮肤内最常见的肌肉类型,由纤细的平滑肌纤维束构成,其一端起自真皮乳头层,另一端插入毛囊中部的结缔组织鞘内,当精神紧张及寒冷时立毛肌收缩引起毛发直立,即所谓的"鸡皮疙瘩"。此外,尚有阴囊肌膜、乳晕平滑肌、血管壁平滑肌等,汗腺周围的肌上皮细胞也具有某些平滑肌功能。面部表情肌和颈部的颈阔肌属于横纹肌。

第三章 皮肤性病的临床表现及诊断

第一节 皮肤性病的临床表现

皮肤性病的临床表现包括症状和体征,是对各种皮肤性病进行诊断和鉴别诊断的主要依据,也是反映病情的重要指标。

一、症状

患者主观感受到的不适感或其他影响生活质量的感觉称为症状,包括瘙痒、疼痛、烧灼感、麻木、感觉分离和蚁行感等局部症状,也包括畏寒发热、乏力、食欲缺乏和关节痛等全身症状,与皮肤性病的种类、病情严重程度及患者个体差异有关。

瘙痒是皮肤性病患者最常见的症状,可轻可重,时间上可为持续性、阵发性或间断性,范围上可为局限性或泛发性。常见于荨麻疹、慢性单纯性苔藓、湿疹、疥疮等,一些系统性疾病如恶性淋巴瘤、糖尿病等也可伴发瘙痒。

疼痛常见于带状疱疹、皮肤化脓性感染、结节性红斑、淋病和生殖器疱疹等,疼痛性质可为刀割样、针刺样、烧灼样和电击样等,范围多为患处局部;接触性皮炎等引起的疼痛常伴烧灼感。

此外,麻木感和感觉分离可见于麻风患者;蚁行感可见于面部糖皮质激素性皮炎等。

二、体征

体征指可用视觉或触觉检查出来的客观病变,其中皮肤损害(简称皮损)是皮肤

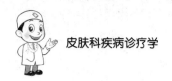

性病最重要的体征,是对各种皮肤性病进行诊断和鉴别诊断的重要依据。根据发生时间及机制,皮损可分为原发性和继发性两大类,但有时二者不能截然分开,如脓疱疮的原发性皮损为脓疱,但继发于丘疹或水疱的脓疱则属于继发性皮损。

（一）原发性皮损

由皮肤性病的组织病理变化直接产生的皮肤损害,对皮肤性病的诊断和鉴别诊断具有特别重要的价值。

1. 斑疹

斑疹是皮肤黏膜的局限性颜色改变。皮损与周围皮肤平齐,无隆起或凹陷,大小可不一,形状可不规则,直径一般小于2cm,大于2cm时称斑片。

根据发生机制和特征不同可分为红斑、出血斑、色素沉着及色素减退（或脱失）斑等。红斑由局部皮肤真皮毛细血管扩张、充血所致,压之可褪色,又可分为炎症性红斑（如丹毒）和非炎症性红斑（如鲜红斑痣）;出血斑由毛细血管破裂后红细胞外渗到真皮内所致,压之不褪色,直径小于2mm时称瘀点,大于2mm时称瘀斑;色素沉着及色素脱失（减退）斑是表皮细胞中色素增加、减少（或消失）所致,压之均不褪色（如黄褐斑、白癜风和花斑癣等）。

2. 斑块

斑块为直径大于1cm的隆起性、浅表性皮损,顶端较扁平,多为丘疹扩大或融合而成。见于银屑病等。

3. 丘疹

丘疹为局限性、充实性、浅表性皮损,隆起于皮面,直径小于1cm,可由表皮或真皮浅层细胞增殖（如银屑病）、代谢产物聚积（如皮肤淀粉样变）或炎细胞浸润（如湿疹）引起。丘疹表面可光滑或粗糙,可呈扁平（如扁平疣）、圆形（如传染性软疣）、乳头状（如寻常疣）,颜色可呈紫红色（如扁平苔藓）、淡黄色（如黄色瘤）或黑褐色（如色素痣）。

形态介于斑疹与丘疹之间的稍隆起皮损称斑丘疹;丘疹顶部有小水疱时称丘疱疹;丘疹顶部有小脓疱时称丘脓疱疹。

4. 风团

风团为暂时性、隆起性皮损,由真皮乳头层血管扩张、血浆渗出所致。皮损一般大小不一,形态不规则,可为红色或白色,周围常有红晕;皮损发生快,消退亦快,且消退后不留任何痕迹,见于荨麻疹等。

5. 水疱和大疱

水疱水疱为高出皮面、内含液体的局限性、腔隙性皮损,可直接发生,亦可由丘疹转变而来,直径一般小于1cm,大于1cm者称大疱。水疱可位于角质层下(如白痱)、表皮内(如寻常型天疱疮)或表皮下(如大疱性类天疱疮),依据位置不同,疱壁可呈紧张或松弛。内容物含血液者称血疱。

6. 脓疱

脓疱为高出皮面、内含脓液的局限性、腔隙性皮损,可由细菌(如脓疱疮)或非感染性炎症(如脓疱型银屑病)引起。脓疱的疱液一般较浑浊,稀薄或黏稠,皮损周围常有红晕。

7. 结节

结节为局限性、实质性、深在性皮损,位置可深达真皮或皮下,可由炎性浸润(如结节性红斑)或代谢产物沉积(如结节性黄色瘤)所致。皮损呈圆形或椭圆形,可隆起于皮面,亦可不隆起,需触诊方可查出,触之有一定硬度或浸润感。结节可吸收消退,亦可破溃成溃疡,愈后形成瘢痕。

8. 囊肿

囊肿为含有液体、半固体黏稠物或细胞成分的囊性皮损,一般位于真皮或更深位置,可隆起于皮面或仅可触及。外观呈圆形或椭圆形,触之有弹性,大小不等。见于皮脂腺囊肿、毛鞘囊肿、皮样囊肿等。

(二)继发性皮损

继发性皮损是由原发性皮损自然演变而来,或因搔抓、治疗不当引起。

1. 糜烂

糜烂是局限性表皮或黏膜上皮缺损形成的湿润创面,常由水疱、脓疱破裂或浸渍处表皮脱落所致。皮损大小、形态各异,基底部较清洁。因损害较表浅,基底层细胞仍存在,故糜烂愈合较快且愈后不留瘢痕。

2. 溃疡

溃疡是局限性皮肤或黏膜缺损形成的创面,可深达真皮或更深位置,可由感染、放射性损伤、皮肤癌等引起。皮损的大小、形态各异,其基底部常有坏死组织附着,边缘可陡直、倾斜或高于周围皮肤。因损害常破坏基底层细胞,故溃疡愈合较慢且愈后可留有瘢痕。

3. 鳞屑

鳞屑是已经脱落或即将脱落的角质层细胞,常由角化过度、角化不全演变而来。

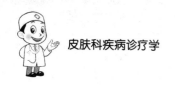

鳞屑的大小、厚薄、形态不一,可呈糠秕状(如花斑癣)、蛎壳状(如银屑病)或大片状(如剥脱性皮炎)。

4. 浸渍

浸渍是皮肤角质层含水量增多导致的表皮强度减弱,常见于长时间浸水或处于潮湿状态下(如湿敷较久、指趾缝等皱褶部位经常潮湿)。皮损质地变软、颜色变白,表面可起皱,摩擦后表皮易脱落而露出糜烂面,容易继发感染。

5. 裂隙

裂隙也称皲裂,为线状的皮肤裂口,可深达真皮,常因皮肤炎症、浸润增厚或角化导致皮肤弹性减弱后牵拉引起,好发于掌跖、指趾、口角等。

6. 瘢痕

瘢痕是真皮或深部组织缺损或破坏后,由新生结缔组织增生修复而成。皮损光滑无弹性,表面无皮纹和毛发。按其与周围正常皮肤的高低关系可分为萎缩性瘢痕、平滑性瘢痕和增生性瘢痕。

7. 萎缩

萎缩为皮肤的退行性变化,可发生于表皮、真皮及皮下组织,由表皮细胞数目或真皮和皮下的结缔组织减少所致。表皮萎缩常表现为皮肤变薄,半透明,表面有细皱纹呈羊皮纸样,正常皮沟变浅或消失;真皮萎缩表现为局部皮肤凹陷,表皮纹理可正常,毛发可能变细或消失;皮下组织萎缩则表现为明显凹陷。

8. 痂

痂常附着于有渗液的创面上,由渗液与脱落组织、药物等混合干涸后凝结而成。痂可薄可厚,质地柔软或脆硬,并可与皮肤粘连。根据成分的不同,痂可呈黄色(浆液性)、黄绿色(脓性)、暗红或黑褐色(血性)。

9. 抓痕

抓痕是线状或点状的表皮或深达真皮浅层的剥脱性缺损,常由搔抓或摩擦所致。皮损表面可有渗出、脱屑或血痂,若损伤较浅则愈后不留瘢痕。

10. 苔藓样变

苔藓样变也称苔藓化,即皮肤局限性粗糙增厚,常由搔抓、摩擦及皮肤慢性炎症所致。表现为皮嵴隆起,皮沟加深,皮损界限清楚,见于慢性瘙痒性皮肤病(如慢性单纯性苔藓、慢性湿疹等)。

第二节　皮肤性病的诊断

对皮肤性病加以有效防治的关键在于对疾病进行正确的诊断,而后者依赖于医师对患者的病史、临床表现及实验室检查等信息进行综合分析。

一、病史

(一)一般资料

包括患者的姓名、性别、年龄、职业、民族、籍贯、婚姻状况、出生地等,因有些疾病的发生与年龄、性别、职业有关,有的疾病有地区性,故上述资料具有一定的诊断价值。

(二)主诉

提供关于发病部位、主要症状和发病时间等方面的信息。

(三)现病史

应详细记录患者发病直至就诊时的全过程,包括初发皮损的部位、性质、数目、扩展顺序、病情变化及规律、局部及全身症状、曾接受的治疗方案及其疗效、各种环境因素(季节、气候、饮食及嗜好等)与疾病发生与发展的关系等,可提供本病的演变过程及关于病因、加重因素等的信息。

(四)既往史

过去曾罹患的疾病名称、经治方案及其疗效,特别是与现有皮肤病相关的疾病,应注意有无药物过敏史和其他过敏史。

(五)个人史

患者的生活习惯、饮食习惯、婚姻情况、生育情况及性活动史等。

(六)家族史

应询问家族中有无类似疾病及其他遗传病的患者,有无近亲结婚等,对于遗传性皮肤病的诊断尤为重要。

二、体格检查

主要是对皮肤及其附属器的各种损害或变化(特别是原发性皮损)进行检查,包括视诊、触诊及其他特殊手段;但人是一个有机整体,许多皮肤性病常伴发全身或系统

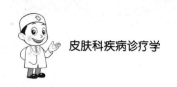

性表现,故体格检查也应重视系统检查。皮肤检查时光线应充足,最好以自然光为光源,以获得最接近真实的皮损信息;室内温度应适宜,过冷或过热均可影响皮损性状;应充分暴露皮损,皮损分布较广者应检查全身皮肤。

(一)视诊

部分皮肤病的原发性皮损具有高度特异性(如带状疱疹、疣等),仅通过视诊就可明确诊断,但应注意皮损在疾病不同阶段可能出现的不同状态。皮损表面如有化妆品、油或其他污秽物附着,应仔细清除以免影响检查。一些较细微的特殊变化(如扁平苔藓的威克姆纹、盘状红斑狼疮的毛囊角栓等)可借助放大镜检查。对皮损进行视诊应注意获取以下信息:

1. 性质

主要应区别原发性皮损与继发性皮损以及是否多种损害并存。

2. 大小和数目

大小可实际测量,亦可用实物描述,如芝麻、小米、黄豆、鸽卵、鸡蛋或手掌大小;数目为单发、多发或用数字表示。

3. 颜色及其色调

正常皮色或红、黄、紫、黑、褐、蓝、白等,红色还可表现为淡红、暗红、鲜红等色调。

4. 界限及边缘

界限可为清楚、比较清楚或模糊,边缘可整齐或不整齐等。

5. 形状

可呈圆形、椭圆形、多角形、不规则形或地图状等。

6. 表面

可为光滑、粗糙、扁平、隆起、中央脐凹、乳头状、菜花状、半球形等,还应观察有无糜烂、溃疡、渗出、出血、脓液、鳞屑和痂等。

7. 基底

可为较宽、较窄或呈蒂状。

8. 内容

主要用于观察水疱、脓疱和囊肿,可为血液、浆液、黏液、脓液、皮脂、角化物或其他异物等。

9. 排列

可呈孤立或群集,排列可呈线状、带状、环状或无规律。

10. 部位和分布

根据皮损发生部位可对皮肤性病的种类进行大致归类,应查明皮损位于暴露部位、覆盖部位或与某特定物一致,分布方式为局限性或全身性,是否沿血管分布、沿神经节段分布或对称分布。

(二)触诊

主要用于了解皮肤的温度、湿度和油腻程度,皮损的质地(坚实或柔软)、位置(浅在或深在),有无浸润增厚、萎缩变薄、松弛、凹陷,是否与其下组织粘连,有无压痛,感觉过敏、减低或异常(麻风、脊髓空洞症等),附近淋巴结有无肿大、触痛或粘连等。

棘层松解征又称尼氏征,是某些皮肤病发生棘层松解性水疱(如天疱疮)时的触诊表现。可有四种阳性表现:①手指推压水疱一侧,可使水疱沿推压方向移动;②手指轻压疱顶,疱液可向四周移动;③稍用力在外观正常皮肤上推擦,表皮即剥离;④牵扯已破损的水疱壁时,可见水疱以外的外观正常皮肤一同剥离。

三、其他特殊手段

(一)玻片压诊

可用以简单区分出血和充血性皮损,玻片压迫皮损处至少15s后,充血性红斑会消失而出血性红斑及色素斑不会消失。寻常狼疮皮损可出现特有的苹果酱颜色。

(二)鳞屑刮除法

可用以了解皮损的表面性质,如花斑癣轻刮后可出现糠秕样鳞屑,寻常型银屑病刮除鳞屑后可出现特征性薄膜现象和点状出血。

(三)皮肤划痕试验

在荨麻疹患者皮肤表面用钝器以适当压力划过,可能出现以下三联反应,称为皮肤划痕试验阳性:①划后3~15s,在划过处出现红色线条,可能由真皮肥大细胞释放组胺引起毛细血管扩张所致;②15~45s,在红色线条两侧出现红晕,此为神经轴索反应引起的小动脉扩张所致,麻风皮损处不发生这种反应;③划后1~3min,划过处出现隆起、苍白色风团状线条,可能是组胺、激肽等引起水肿所致。

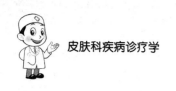

第四章　皮肤性病的治疗

皮肤病和性病的治疗主要包括内用药物治疗、外用药物治疗、物理治疗和皮肤外科治疗等。

第一节　内用药物治疗

药物治疗是皮肤病和性病的主要治疗手段,其中许多皮肤病和性病需通过口服或注射等方式进行治疗。抗过敏药物、糖皮质激素及抗感染药物等在皮肤性病科应用较多。

一、抗组胺药

抗组胺药根据其竞争受体的不同,可分为 H_1 受体拮抗剂和 H_2 受体拮抗剂两大类, H_1 受体主要分布在皮肤、黏膜、血管及脑组织, H_2 受体则主要分布于消化道黏膜。

（一） H_1 受体拮抗剂

多有与组胺相同的乙基胺结构,能与组胺争夺受体,消除组胺引起的毛细血管扩张、血管通透性增高、平滑肌收缩、呼吸道分泌增加、血压下降等作用,此外还有不同程度的抗胆碱及抗 5-羟色胺作用。 H_1 受体拮抗剂根据其对中枢神经系统的镇静作用不同可分为第一代和第二代。

常用的第一代 H_1 受体拮抗剂见表 4-1。本组药物多易透过血-脑脊液屏障,导致乏力、困倦、头晕、注意力不集中等;部分还有抗胆碱作用,导致黏膜干燥、排尿困难、瞳孔散大。高空作业、精细工作者和驾驶员需禁用或慎用,青光眼和前列腺肥大者也需慎用。

表 4-1　常用的第一代 H_1 受体拮抗剂

药名	成人剂量	常见不良反应
氯苯那敏	12~48mg/d,分 3 次口服；或 5~20mg,肌内注射；或 1ml(10mg),皮下注射	嗜睡、痰液黏稠、胸闷、咽喉痛、心悸、失眠、烦躁等
苯海拉明	50~150mg/d,分 2~3 次口服；或 20~40mg/d,分次肌注	头晕、嗜睡、口干,长期应用(6 个月以上)可引起贫血
多塞平	75mg/d,分 3 次口服	嗜睡、口干、视物模糊、体重增加,孕妇儿童忌用
赛庚啶	4~12mg/d,分 2~3 次口服	光敏性、低血压、心动过速、头痛、失眠、口干、尿潴留、体重增加
异丙嗪	50mg/d,分 4 次口服；或 25mg/d,肌内注射	嗜睡、低血压、注意力不集中,大剂量和长期应用时可引起中枢兴奋性增加
酮替芬	2mg/d,分 2 次口服	嗜睡、疲倦、口干、恶心、头晕、体重增加

第一代 H_1 受体拮抗剂见表 4-1。

常用的第二代 H_1 受体拮抗剂见表 4-2。本组药物一般口服吸收很快,最大的优点是不易透过血-脑脊液屏障,对中枢神经系统影响较小,不产生或仅有轻微困倦作用,故也称非镇静抗组胺药;同时抗胆碱能作用较小,作用时间较长,一般每天口服 1 次即可,因此目前在临床上应用较广,尤其适用于驾驶员、高空作业者及需长期使用者。

表 4-2　常用的第二代 H_2 受体拮抗剂

药物名称	成人口服剂量	注意事项
阿司咪唑	10mg/d	连续应用 1 个月以上可出现体重轻度增加,孕妇慎用忌与唑类抗真菌药合用
非索非那定	120mg/d,分 2 次	婴幼儿、孕妇、哺乳期妇女慎用
特非那定	120mg/d,分 2 次	偶见头痛、口干忌与大环内酯类抗生素、唑类抗真菌药合用

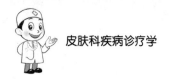

续表

药物名称	成人口服剂量	注意事项
氯雷他定	10mg/d	2岁以下婴幼儿禁用,孕妇、哺乳期妇女、肝肾功能损害患者慎用
西替利嗪	10mg/d	婴幼儿、孕妇、哺乳期妇女慎用
美喹他嗪	10~20mg/d,分2次	有下尿路梗阻性疾病患者禁用,青光眼、肝病患者和前列腺肥大患者慎用
阿伐斯汀	8~24mg/d,分1~3次	12岁以下儿童、孕妇、哺乳期妇女、肾功能损害、重度高血压患者禁用,老年人慎用
咪唑斯汀	10mg/d	严重的肝病、心脏病患者禁用,轻度困倦、婴幼儿、孕妇、哺乳期妇女禁用忌与大环内酯类抗生素、唑类抗真菌药合用

（二）H_2 受体拮抗剂

与 H_2 受体有较强的亲和力,可拮抗组胺的血管扩张、血压下降和胃液分泌增多等作用。在皮肤科主要用于慢性荨麻疹、皮肤划痕症等。不良反应有头痛、眩晕,长期应用可引起血清转氨酶升高、阳痿和精子减少等,孕妇及哺乳妇女慎用。主要药物有西咪替丁、雷尼替丁和法莫替丁等。

二、糖皮质激素

糖皮质激素具有免疫抑制、抗炎、抗细胞毒、抗休克和抗增生等多种作用。

（一）适应证

常用于药疹、多形红斑、严重的急性荨麻疹、过敏性休克、接触性皮炎、系统性红斑狼疮、皮肌炎、天疱疮、类天疱疮和变应性皮肤血管炎等。

（二）常用种类

见表4-3。

表4-3 常用的糖皮质激素

	药物名称	抗炎效价	等效剂量	成人剂量
低效	氢化可的松	1	20	20~40mg/d,口服;100~400mg/d,静滴
中效	泼尼松	4	5	15~60mg/d,口服
	泼尼松龙	4~5	5	15~60mg/d,口服;10~20mg/d,静滴
	甲基泼尼松龙	7	4	16~40mg/d,口服
	曲安西龙	5	4	8~16mg/d,口服
高效	地塞米松	30	0.75	1.5~12.0mg/d,口服;或2~20mg/d,静滴
	倍他米松	40	0.5	1~4mg/d,口服;6~12mg/d,肌注

(三)使用方法

应根据不同疾病及个体情况决定糖皮质激素的剂量和疗程,即强调激素使用的个体化。糖皮质激素剂量可分为小剂量、中等剂量和大剂量。一般成人用量泼尼松30mg/d以下为小剂量,用于较轻病症如接触性皮炎、多形红斑、急性荨麻疹等;泼尼松30~60mg/d为中等剂量,多用于自身免疫性皮肤病如系统性红斑狼疮、皮肌炎、天疱疮、大疱性类天疱疮等的治疗;泼尼松60mg/d以上为大剂量,一般用于较严重患者如严重系统性红斑狼疮、重症天疱疮、重症药疹、中毒性大疱性表皮松解症等。冲击疗法为一种超大剂量疗法,主要用于危重患者如过敏性休克、红斑狼疮脑病等,方法为甲基泼尼松龙0.5~1.0g/d,加入5%或10%葡萄糖液中静滴,连用3~5d后用原口服剂量维持治疗。

自身免疫性疾病如系统性红斑狼疮、天疱疮等糖皮质激素的使用往往需要数年甚至更长时间,由于剂量较大、疗程较长,应当特别注意激素不良反应,递减到维持量时可采用每日或隔日早晨顿服,以减轻对下视丘-垂体-肾上腺(HPA)轴的抑制。

糖皮质激素皮损内注射适用于瘢痕疙瘩、斑秃等,常用1%曲安奈德或泼尼松龙混悬液0.3~1.0ml加等量1%普鲁卡因注射液进行皮损内注射,可根据病情重复治疗,但不宜长期反复使用,以免出现不良反应。

(四)不良反应

长期大量系统应用糖皮质激素的不良反应较多,主要有感染(病毒、细菌、结核、真菌等)、消化道溃疡或穿孔、皮质功能亢进或减退、电解质紊乱、骨质疏松或缺血性骨坏死以及对神经精神的影响等,还可加重原有的糖尿病、高血压等,不适当的停药或

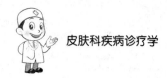

减量过快还可引起病情反跳。长期外用本组药物可引起局部皮肤萎缩、毛细血管扩张、痤疮及毛囊炎等,故慎用于面部、外生殖器部位及婴儿,长期大面积外用还可导致系统吸收而引起全身性不良反应。

三、抗菌药物

(一)青霉素类

青霉素类主要用于 G+菌感染(如疖、痈、丹毒、蜂窝织炎等)和梅毒等;半合成青霉素(如苯唑西林等)主要用于耐药性金黄色葡萄球菌感染。使用前需询问有无过敏史并进行常规皮试,以防过敏性休克等严重反应。

(二)头孢菌素类

头孢菌素类包括头孢曲松、头孢氨苄等;主要用于耐青霉素的金黄色葡萄球菌和某些 G-杆菌的感染。对青霉素过敏者应注意与本类药物的交叉过敏。

(三)氨基糖苷类

氨基糖苷类包括链霉素、庆大霉素、阿米卡星等;多为广谱抗生素,链霉素还可用于治疗结核病。此类药物有耳、肾毒性,长期应用需加以注意。

(四)四环素类

四环素类包括四环素、米诺环素等;主要用于痤疮,对淋病、非淋菌性尿道炎也有效。儿童长期应用四环素可使牙齿黄染,米诺环素可引起眩晕。

(五)大环内酯类

大环内酯类包括红霉素、罗红霉素、克拉霉素、阿奇霉素等;主要用于淋病、非淋菌性尿道炎等。

(六)喹诺酮类

喹诺酮类包括环丙沙星、氧氟沙星等;主要用于细菌性皮肤病、支原体或衣原体感染。

(七)磺胺类

磺胺类包括复方新诺明等,对细菌、衣原体、奴卡菌有效。部分患者可引起过敏反应。

(八)抗结核药

抗结核药包括异烟肼、利福平、乙胺丁醇等。除对结核分枝杆菌有效外,也用于治疗某些非结核分枝杆菌感染。此类药物往往需联合用药和较长疗程。

(九)抗麻风药

抗麻风药包括氨苯砜、利福平、氯法齐明、沙利度胺等。氨苯砜可用于大疱性类天疱疮、变应性皮肤血管炎、红斑狼疮、扁平苔藓等;不良反应有贫血、粒细胞减少、高铁血红蛋白血症等。沙利度胺对麻风反应有治疗作用,还可用于治疗红斑狼疮、结节性痒疹、变应性皮肤血管炎等,成人剂量为 $100\sim200mg/d$,分 4 次口服;主要不良反应为致畸和周围神经炎,孕妇禁用。

(十)其他

甲硝唑、替硝唑除治疗滴虫病外,还可治疗蠕形螨、淋菌性盆腔炎和厌氧菌感染。此外克林霉素、磷霉素、去甲万古霉素、多黏菌素等均可根据病情选用。

四、抗病毒药物

(一)核苷类抗病毒药

主要有阿昔洛韦及同类药物。

阿昔洛韦可在病毒感染的细胞内利用病毒胸腺嘧啶核苷激酶的催化生成单磷酸阿昔洛韦,进一步转化为三磷酸阿昔洛韦,对病毒 DNA 多聚酶具有强大的抑制作用。主要用于单纯疱疹病毒、水痘/带状疱疹病毒感染和生殖器疱疹等。不良反应有注射处静脉炎、暂时性血清肌酐升高,肾功能不全患者慎用。

伐昔洛韦口服吸收快,在体内迅速转化成阿昔洛韦,血浓度较口服阿昔洛韦高3~5倍。

泛昔洛韦口服吸收快,在体内可转化成喷昔洛韦,后者作用机制与阿昔洛韦相似,组织中浓度高。适应证类似于阿昔洛韦。

更昔洛韦为阿昔洛韦的衍生物,抗巨细胞病毒作用较阿昔洛韦强,可用于免疫缺陷并发巨细胞病毒感染患者的治疗。

(二)利巴韦林

利巴韦林又称病毒唑,是一种广谱抗病毒药物,主要通过干扰病毒核酸合成而阻止病毒复制,对多种 DNA 病毒或 RNA 病毒有效。可用于疱疹病毒等的治疗。不良反应为口渴、白细胞减少等,妊娠早期禁用。

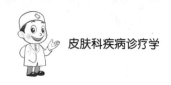

五、抗真菌药物

(一)灰黄霉素

灰黄霉素能干扰真菌 DNA 合成,同时可与微管蛋白结合,阻止真菌细胞分裂,对皮肤癣菌有抑制作用。主要用于头癣治疗。不良反应有胃肠道不适、头晕、光敏性药疹、白细胞减少及肝损害等。近年来已逐步为新型抗真菌药取代。

(二)多烯类药物

该类药物能与真菌胞膜上的麦角固醇结合,使膜上形成微孔,改变细胞膜的通透性,引起细胞内物质外渗,导致真菌死亡。

1. 两性霉素 B

广谱抗真菌药,对多种深部真菌抑制作用较强,但对皮肤癣菌抑制作用较差。成人剂量为 0.1~0.7mg/(kg·d)静滴,最高不超过 1mg/(kg·d)。不良反应有寒战、发热、恶心呕吐、肾损害、低血钾和静脉炎等。

2. 制霉菌素

对念珠菌和隐球菌有抑制作用。主要用于消化道念珠菌感染。成人剂量为 200万~400 万 U/d,分 3~4 次口服。有轻微胃肠道反应。可制成软膏、栓剂等外用。

(三)5-氟胞嘧啶(5-FC)

5-氟胞嘧啶是人工合成的抗真菌药物,可干扰真菌核酸合成,口服吸收好,可通过血-脑脊液屏障。用于隐球菌病、念珠菌病、着色真菌病。成人剂量为 100~150mg/(kg·d),分 4 次口服,或 50~150mg/(kg·d),分 2~3 次静滴。有恶心、食欲缺乏、白细胞减少等不良反应,肾功能不良者慎用。

(四)唑类

唑类为人工合成的广谱抗真菌药,主要通过抑制细胞色素 P450 依赖酶,干扰真菌细胞的麦角固醇合成,导致麦角固醇缺乏,使真菌细胞生长受到抑制,对酵母菌、丝状真菌、双相真菌等均有较好的抑制作用。

克霉唑、咪康唑、益康唑、联苯苄唑等外用可治疗各种浅部真菌病;可内用的主要有:

1. 酮康唑

可用于系统性念珠菌感染、慢性皮肤黏膜念珠菌病、泛发性体癣、花斑癣等。有较严重的肝脏毒性。

2. 伊曲康唑

三唑类广谱抗真菌药,有高度亲脂性、亲角质的特性,口服或静脉给药,在皮肤和甲中药物浓度超过血浆浓度,皮肤浓度可持续数周,甲浓度可持续 6~9 月。主要用于甲真菌病、念珠菌病、隐球菌病、孢子丝菌病、着色真菌病和浅部真菌病等。不良反应主要为恶心、头痛、胃肠道不适和转氨酶升高等。

3. 氟康唑

氟康唑是一种可溶于水的三唑类抗真菌药物,不经肝脏代谢,90% 以上由肾脏排泄,可通过血-脑脊液屏障,作用迅速。主要用于肾脏及中枢神经系统等深部真菌感染。不良反应有胃肠道反应、皮疹、肝功能异常、低钾、白细胞减少等。

（五）丙烯胺类

特比萘芬能抑制真菌细胞膜上麦角固醇合成中所需的角鲨烯环氧化酶,达到杀灭和抑制真菌的作用,口服吸收好,作用快,有较好的亲脂和亲角质性。主要用于甲癣和角化过度型手癣,对念珠菌及酵母菌效果较差。主要不良反应为胃肠道反应。

（六）其他

碘化钾为治疗孢子丝菌病的首选药物。常见不良反应为胃肠道反应,少数患者可发生药疹。

六、维 A 酸类药物

维 A 酸类药物是一组与天然维生素 A 结构类似的化合物。本组药物可调节上皮细胞和其他细胞的生长和分化,对恶性细胞生长有抑制作用,还可调节免疫和炎症过程等;主要不良反应有致畸、高甘油三酯血症、高血钙、骨骼早期闭合、皮肤黏膜干燥、肝功能异常等。根据分子结构的不同可分为 3 代。

（一）第一代维 A 酸

第一代维 A 酸是维 A 酸的天然代谢产物,主要包括全反式维 A 酸、异维 A 酸和维胺脂。全反式维 A 酸外用可治疗痤疮;后两者口服对寻常型痤疮、掌跖角化病等有良好疗效。成人剂量为异维 A 酸 0.5~1.0mg/(kg·d),分 2~3 次;维胺脂 50~150mg/d,分 2~3 次。

（二）第二代维 A 酸

第二代维 A 酸为单芳香族维 A 酸,主要包括阿维 A 酯、阿维 A 酸及维 A 酸乙酰胺的芳香族衍生物。阿维 A 酯主要用于重症银屑病、各型鱼鳞病、掌跖角化病等,与

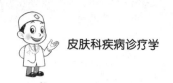

糖皮质激素、PUVA 联用可用于治疗皮肤肿瘤。阿维 A 酸为阿维 A 酯的换代产品,用量较小,半衰期较短,因而安全性显著提高。本组药物不良反应比第一代维 A 酸轻。

（三）第三代维 A 酸

第三代维 A 酸为多芳香族维 A 酸,其中芳香维 A 酸乙酯可用于银屑病、鱼鳞病、毛囊角化病等;成人剂量为 0.03mg/d 晚餐时服,维持量为 0.03mg,隔天 1 次。阿达帕林和他扎罗汀为外用制剂,可用于治疗痤疮和银屑病。

七、免疫抑制剂

免疫抑制剂可单独应用,也可与糖皮质激素联用以增强疗效、减少其不良反应。本组药物不良反应较大,包括胃肠道反应、骨髓抑制、肝损害、诱发感染、致畸等,故应慎用,用药期间应定期监测。

（一）环磷酰胺（CTX）

环磷酰胺属烷化剂类,可抑制细胞生长、成熟和分化,对 B 淋巴细胞的抑制作用更强,因此对体液免疫抑制明显。主要用于红斑狼疮、皮肌炎、天疱疮、变应性皮肤血管炎、原发性皮肤 T 细胞淋巴瘤等。成人剂量为 2~3mg/（kg·d）口服,疗程 10~14天,或 500mg/m^2 体表面积每周 1 次静滴,2~4 周为 1 个疗程,治疗肿瘤用药总量为10~15g,治疗自身免疫病 6~8g。为减少对膀胱黏膜的毒性,用药期间应大量饮水。

（二）硫唑嘌呤（AZP）

本药在体内代谢形成 6-巯基嘌呤,后者对 T 淋巴细胞有较强抑制作用。可用于治疗天疱疮、大疱性类天疱疮、红斑狼疮、皮肌炎等。成人剂量为 50~100mg/d 口服,可逐渐加至 2.5mg/（kg·d）,以发挥最佳疗效。

（三）氨甲蝶呤（MTX）

氨甲蝶呤为叶酸代谢拮抗剂,能与二氢叶酸还原酶结合,阻断二氢叶酸还原成四氢叶酸,干扰嘌呤和嘧啶核苷酸的生物合成,使 DNA 合成受阻,从而抑制淋巴细胞或上皮细胞的增生。主要用于治疗红斑狼疮、天疱疮、重症银屑病等。

（四）环孢素（CSA）

环孢素是由 11 个氨基酸组成的环状多肽,可选择性抑制 T 淋巴细胞;主要用于抑制器官移植后排异反应,还用于治疗红斑狼疮、天疱疮、重症银屑病等。成人剂量为12~15mg/（kg·d）口服,1~2 周后逐渐减量至维持剂量 5~10mg/（kg·d）,或 3~5mg/（kg·d）静滴。

（五）他克莫司

他克莫司属大环内酯类抗生素，其免疫抑制作用机制类似环孢素，作用为其10~100倍。可用于治疗特应性皮炎、红斑狼疮和重症银屑病等。成人剂量为0.3mg/(kg·d)，分2次口服，2~4周为1个疗程，或0.075~0.100mg/(kg·d)静滴。

（六）霉酚酸酯

霉酚酸酯是一种新型的免疫抑制剂，可选择性抑制淋巴细胞的增殖。可用于治疗系统性红斑狼疮等自身免疫性疾病。

八、免疫调节剂

免疫调节剂能增强机体的非特异性和特异性免疫反应，使不平衡的免疫反应趋于正常。主要用于病毒性皮肤病、自身免疫性疾病和皮肤肿瘤等的辅助治疗。

（一）干扰素（IFN）

干扰素是病毒或其诱导剂诱导人体细胞产生的一种糖蛋白，有病毒抑制、抗肿瘤及免疫调节作用。目前用于临床的人干扰素有α-干扰素（白细胞干扰素）、β-干扰素（成纤维细胞干扰素）、γ-干扰素（免疫干扰素）。成人剂量为106~107U/d肌注，疗程根据病种而定，也可局部注射或外用。可有流感样症状、发热和肾损害等不良反应。

（二）卡介菌（BCG）

卡介菌是牛结核分枝杆菌的减毒活菌苗，目前使用的是去除菌体蛋白后提取的菌体多糖，可增强机体抗感染和抗肿瘤能力。成人剂量为1ml肌注，隔天1次，15~18次为1个疗程。

（三）左旋咪唑

左旋咪唑能增强机体的细胞免疫功能，调节抗体的产生。成人剂量为100~250mg/d，分2~3次口服，每2周连服3天为1个疗程，可重复2~3个疗程。可有恶心、皮肤瘙痒、粒细胞和血小板减少等不良反应。

（四）转移因子

转移因子是抗原刺激免疫活性细胞释放出来的一种多肽，可激活未致敏淋巴细胞，并能增强巨噬细胞的功能。成人剂量为1~2U肌注，每周1~2次，疗程3个月至2年。

（五）胸腺素

胸腺素是从胸腺提取的多肽，对机体免疫功能有调节作用。成人剂量为2~10mg

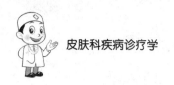

每天或隔天 1 次肌注或皮下注射,疗程根据病种和病情而定。不良反应可有局部注射处红肿、硬结或瘙痒等。

九、维生素类药物

（一）维生素 A

可维持上皮组织正常功能,调节人体表皮角化过程。可用于治疗鱼鳞病、毛周角化症、维生素 A 缺乏病等。长期服用应注意对肝脏损害。

（二）β-胡萝卜素

为维生素 A 的前体物质,可吸收 $360 \sim 600nm$ 的可见光,抑制光激发卟啉后产生的自由基,因此具有光屏障作用。可用于治疗卟啉病、多形性日光疹、日光性荨麻疹、盘状红斑狼疮等。长期服用可发生皮肤黄染。

（三）维生素 C

可降低毛细血管通透性,此外还是体内氧化还原系统的重要成分。主要用于过敏性皮肤病、慢性炎症性皮肤病、色素性皮肤病等的辅助治疗。

（四）维生素 E

有抗氧化、维持毛细血管完整性、改善周围循环等作用,缺乏时细胞膜通透性、细胞代谢、形态功能均可发生改变,大剂量维生素 E 可抑制胶原酶活性。主要用于血管性皮肤病、色素性皮肤病、卟啉病等的辅助治疗。

（五）烟酸和烟酰胺

烟酸在体内转化为烟酰胺,参与辅酶 II 组成,并有扩张血管作用。主要用于治疗烟酸缺乏症,也可用于光线性皮肤病、冻疮、大疱性类天疱疮等的辅助治疗。

（六）其他维生素

维生素 K 为合成凝血酶原所必需,可用于出血性皮肤病、慢性荨麻疹等的治疗;维生素 B_6 为肝脏辅酶的重要成分,可用于脂溢性皮炎、痤疮、脱发等的辅助治疗;维生素 B_{12} 为体内多种代谢过程的辅酶,可用于带状疱疹后遗神经痛、银屑病、扁平苔藓等的辅助治疗。

十、其他

（一）氯喹和羟氯喹

能降低皮肤对紫外线的敏感性、稳定溶酶体膜、抑制中性粒细胞趋化、吞噬功能及免疫活性。主要用于红斑狼疮、多形性日光疹、扁平苔藓等。主要不良反应为胃肠道反应、白细胞减少、药疹、角膜色素沉着斑、视网膜黄斑区损害、肝肾损害等,羟氯喹不良反应较小。

(二)雷公藤多苷

为中药雷公藤提取物,其中萜类和生物碱为主要活性成分,有抗炎、抗过敏和免疫抑制作用。主要用于痒疹、红斑狼疮、皮肌炎、变应性皮肤血管炎、关节病型银屑病、天疱疮等。成人剂量为 1.0~1.5mg/(kg·d),分次口服,1 个月为 1 个疗程。不良反应有胃肠道反应、肝功能异常、粒细胞减少、精子活动降低、月经减少或停经等。

(三)静脉免疫球蛋白

大剂量静脉免疫球蛋白可阻断巨噬细胞表面的 Fc 受体、抑制补体损伤作用、中和自身抗体、调节细胞因子的产生。可治疗皮肌炎等自身免疫性疾病。成人剂量为 0.4g/(kg.d),连用 3~5d,必要时 2~4 周重复 1 次。不良反应较小,少数患者有一过性头痛、背痛、恶心、低热等。

(四)钙剂

可增加毛细血管致密度、降低通透性,使渗出减少,有消炎、消肿、抗过敏作用。主要用于急性湿疹、过敏性紫癜等。成人剂量为 10% 葡萄糖酸钙或 5% 溴化钙溶液 10ml/d,静脉缓慢注射。注射过快可引起心律失常甚至停搏等危险。

(五)硫代硫酸钠

具有活泼的硫原子,除可用于氰化物中毒的治疗外,还具有非特异性抗过敏作用。主要用于花斑癣、湿疹等的治疗。成人剂量为 5% 硫代硫酸钠 10~20ml/d,静脉缓慢注射。注射过快可致血压下降。

第二节 外用药物治疗

皮肤为人体最外在器官,为局部用药创造了良好条件。外用药物治疗也是皮肤病治疗的重要手段,局部用药时皮损局部药物浓度高、系统吸收少,因而具有疗效高和不良反应少的特点。药物经皮吸收是外用药物治疗的理论基础。

一、外用药物的种类

外用药物的种类,见表4-4 和表4-5。

表 4-4 外用药物的种类及代表药物

种类	作用	代表药物
清洁剂	清除渗出物、鳞屑、痂皮和残留药物	生理盐水、3%硼酸溶液、1:1000呋喃西林溶液、植物油和液状石蜡等
保护剂	保护皮肤、减少摩擦和缓解刺激	滑石粉、氧化锌粉、炉甘石、淀粉等
止痒剂	减轻局部痒感	5%苯唑卡因、1%麝香草酚、1%苯酚、各种焦油制剂、糖皮质激素等
角质促成剂	促进表皮角质层正常化,收缩血管、减轻渗出和浸润	2%~5%煤焦油或糠馏油、5%~10%黑豆馏油、3%水杨酸、3%~5%硫黄、0.1%~0.5%蒽林、钙泊三醇软膏等
角质剥脱剂	使过度角化的角质层细胞松解脱落	5%~10%水杨酸、10%间苯二酚、10%硫黄、20%~40%尿素、5%~10%乳酸、0.01%~0.1%维A酸等
收敛剂	凝固蛋白质、减少渗出、抑制分泌、促进炎症消退	0.2%~0.5%硝酸银、2%明矾液和5%甲醛等
腐蚀剂	破坏和去除增生的肉芽组织或赘生物	30%~50%三氯醋酸、纯苯酚、硝酸银棒、5%~20%乳酸等
抗菌剂	杀灭或抑制细菌	3%硼酸溶液、0.1%雷夫奴尔、5%~10%过氧化苯甲酰、0.5%~3.0%红霉素、1%克林霉素、0.1%小檗碱、1%四环素、0.5%~3.0%红霉素、2%莫匹罗星等
抗真菌剂	杀灭和抑制真菌	2%~3%克霉唑、1%益康唑、2%咪康唑、2%酮康唑、1%联苯苄唑、1%特比萘芬等 10%十一烯酸、5%~10%水杨酸、6%~12%苯甲酸、10%~30%冰醋酸、5%~10%硫黄等也具有抗真菌作用
抗病毒剂	抗病毒	3%~5%阿昔洛韦、5%~10%磺昔、10%~40%足叶草酯、0.5%足叶草酯毒素等
杀虫剂	杀灭疥螨、虱、蠕形螨	5%~10%硫黄、1%γ-666、2%甲硝唑、25%苯甲酸苄酯、20%~30%百部酊、5%过氧化苯甲酰等

续表

种类	作用	代表药物
遮光剂	吸收或阻止紫外线穿透皮肤	5%二氧化钛、10%氧化锌、5%~10%对氨基苯甲酸、5%奎宁等
脱色剂	减轻色素沉着	3%氢醌、20%壬二酸等
维A酸类	调节表皮角化和抑制表皮增生和调节黑素代谢等作用	0.025%~0.050%全反式维A酸霜、0.1%他扎罗汀凝胶

表4-5 常用糖皮质激素外用制剂

分级	药物	常用浓度
弱效	醋酸氢化可的松	1%
	醋酸甲基泼尼松龙	0.25%
中效	醋酸地塞米松	0.05%
	醋酸泼尼松龙	0.5%
	丁氯倍他松	0.05%
	曲安奈得	0.025%~0.100%
	氟轻松	0.01%
	醋酸氟氢可的松	0.25%
	去氯地塞米松	0.05%
强效	丁酸氢化可的松	0.1%
	双丙酸倍氯美松	0.025%
	双丙酸倍他米松	0.05%
	双丙酸地塞米松	0.1%
	戊酸倍他米松	0.05%
	氟轻松	0.025%
	哈西奈德	0.025%
强效	丙酸氯倍他索	0.02%~0.05%
	哈西奈德	0.1%
	戊酸倍他米松	0.1%
	卤米他松	0.05%

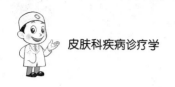

二、外用药物的剂型

(一)溶液

溶液是药物的水溶液。具有清洁、收敛作用,主要用于湿敷。湿敷有减轻充血水肿和清除分泌物及痂皮等作用,如溶液中含有抗菌药物还可发挥抗菌、消炎作用,主要用于急性皮炎湿疹类疾病。常用的有3%硼酸溶液、0.05%~0.10%小檗碱溶液、1:8000高锰酸钾溶液、0.2%~0.5%醋酸铝溶液、0.1%硫酸铜溶液等。

(二)酊剂和醑剂

酊剂和醑剂是药物的酒精溶液或浸液,酊剂是非挥发性药物的酒精溶液,醑剂是挥发性药物的酒精溶液。酊剂和醑剂外用于皮肤后,酒精迅速挥发,将其中所溶解的药物均匀地分布于皮肤表面,发挥其作用。常用的有2.5%碘酊、复方樟脑醑等。

(三)粉剂

粉剂有干燥、保护和散热作用。主要用于急性皮炎无糜烂和渗出的皮损、特别适用于间擦部位。常用的有滑石粉、氧化锌粉、炉甘石粉等。

(四)洗剂

洗剂也称振荡剂,是粉剂(30%~50%)与水的混合物,二者互不相溶。有止痒、散热、干燥及保护作用。常用的有炉甘石洗剂、复方硫黄洗剂等。

(五)油剂

油剂是用植物油溶解药物或与药物混合。有清洁、保护和润滑作用,主要用于亚急性皮炎和湿疹。常用的有25%~40%氧化锌油、10%樟脑油等。

(六)乳剂

乳剂是油和水经乳化而成的剂型。有两种类型,一种为油包水(W/O),油为连续相,有轻度油腻感,主要用于干燥皮肤或在寒冷季节的冬季使用;另一种为水包油(O/W),水是连续相,也称为霜剂,由于水是连续相,因而容易洗去,适用于油性皮肤。水溶性和脂溶性药物均可配成乳剂,具有保护、润泽作用,渗透性较好,主要用于亚急性、慢性皮炎。

(七)软膏

软膏是用凡士林、单软膏(植物油加蜂蜡)或动物脂肪等作为基质的剂型。具有保护创面、防止干裂的作用,软膏渗透性较乳剂更好,其中加入不同药物可发挥不同治疗作用,主要用于慢性湿疹、慢性单纯性苔藓等疾病,由于软膏可阻止水分蒸发,不利于散热,因此不宜用于急性皮炎、湿疹的渗出期等。

(八)糊剂

糊剂是含有 25%~50% 固体粉末成分的软膏。作用与软膏类似,因其含有较多粉剂,因此有一定吸水和收敛作用,多用于有轻度渗出的亚急性皮炎湿疹等,毛发部位不宜用糊剂。

(九)硬膏

硬膏是由脂肪酸盐、橡胶、树脂等组成的半固体基质贴附于裱褙材料上(如布料、纸料或有孔塑料薄膜)。硬膏可牢固地粘着于皮肤表面,作用持久,可阻止水分散失、软化皮肤和增强药物渗透性的作用。常用的有氧化锌硬膏、肤疾宁硬膏、剥甲硬膏等。

(十)涂膜剂

涂膜剂是将药物和成膜材料(如梭甲基纤维素纳、梭丙基纤维素纳等)溶于挥发性溶剂(如丙酮、乙醚、乙醇等)中制成。外用后溶剂迅速蒸发,在皮肤上形成一均匀薄膜,常用于治疗慢性皮炎,也可以用于职业病防护。

(十一)凝胶

凝胶是以有机高分子化合物和有机溶剂如丙二醇、聚乙二醇为基质配成的外用药物。凝胶外用后可形成一薄层,凉爽润滑,无刺激性,急、慢性皮炎均可使用。常用的有过氧化苯甲酰凝胶、阿达帕林凝胶等。

(十二)气雾剂

气雾剂又称为喷雾剂,由药物与高分子成膜材料(如聚乙烯醇、缩丁醛)和液化气体(如氟利昂)混合制成。喷涂后药物均匀分布于皮肤表面,可用于治疗急、慢性皮炎或感染性皮肤病。

(十三)其他

二甲基亚砜(DMSO)可溶解多种水溶性和脂溶性药物,也称为二甲亚砜,药物的 DMSO 剂型往往具有良好的透皮吸收性,外用疗效好。1%~5% 氮酮溶液也具有良好的透皮吸收性,且无刺激性。

三、外用药物的治疗原则

(一)正确选用外用药物的种类

应根据皮肤病的病因与发病机制等进行选择,如细菌性皮肤病宜选抗菌药物,真

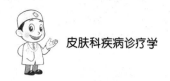

菌性皮肤病可选抗真菌药物,变态反应性疾病选择糖皮质激素或抗组胺药,瘙痒者选用止痒剂,角化不全者选用角质促成剂,角化过度者选用角质剥脱剂等。

（二）正确选用外用药物的剂型

应根据皮肤病的皮损特点进行选择,原则为:①急性皮炎仅有红斑、丘疹而无渗液时可选用粉剂或洗剂,炎症较重,糜烂、渗出较多时宜用溶液湿敷,有糜烂但渗出不多时则用糊剂;②亚急性皮炎渗出不多者宜用糊剂或油剂,如无糜烂宜用乳剂或糊剂;③慢性皮炎可选用乳剂、软膏、硬膏、酊剂、涂膜剂等;④单纯瘙痒无皮损者可选用乳剂、酊剂等。

（三）详细向患者解释用法和注意事项

处方外用药后,应当给患者详细解释使用方法、使用时间、部位、次数和可能出现的不良反应及其处理方法等。

第三节　物理治疗

一、电疗法

（一）电解术

用电解针对较小的皮损进行破坏,一般用 6V、1.5mA 的直流电。适用于毛细血管扩张和脱毛。

（二）电干燥术

也称为电灼术,一般用较高电压、较小电流强度的高频电源对病变组织进行烧灼破坏。适用于较小的寻常疣、化脓性肉芽肿等。

（三）电凝固术

一般用比电干燥术电压低、电流强度大的高频电源,可使较大较深的病变组织发生凝固性坏死。适用于稍大的良性肿瘤或增生物。

（四）电烙术

用电热丝对皮损进行烧灼破坏。适用于各种疣和较小的良性肿瘤。

二、光疗法

(一)红外线

红外线波长为 760~1500nm,其能量较低,组织吸收后主要产生温热效应,有扩张血管、改善局部血液循环和营养、促进炎症消退、加速组织修复等作用。适用于皮肤感染、慢性皮肤溃疡、冻疮和多形红斑等。

(二)紫外线

紫外线分为短波紫外线(UVC,波长 180~280nm)、中波紫外线(UVB,波长 280~320nm)和长波紫外线(UVA,波长 320~400nm),UVB 和 UVA 应用较多;其效应有加速血液循环、促进合成维生素 D、抑制细胞过度生长、镇痛、止痒、促进色素生成、促进上皮再生,此外还有免疫抑制作用。适用于玫瑰糠疹、银屑病、斑秃、慢性溃疡、痤疮、毛囊炎、疖病等。照射时应注意对眼睛的防护,活动性肺结核、甲亢或严重心、肝、肾疾病、光敏感者禁用。

窄波 UVB 波长为 311nm,由于波长单一,从而防止了紫外线的许多不良反应,治疗作用相对增强。窄波 UVB 是治疗银屑病、白癜风等疾病的最佳疗法之一,窄波 UVB 治疗白癜风有效率达 75% 以上。不良反应很少。

(三)光化学疗法

是内服或外用光敏剂后照射 UVA 的疗法,原理为光敏剂在 UVA 的照射下与 DNA 中的胸腺嘧啶形成光化合物,抑制 DNA 的复制,从而抑制细胞增生和炎症。一般方法为口服 8-甲氧沙林(8-MOP)0.6mg/kg 2h 后或外用 0.1%~0.5% 8-MOP 酊剂 0.5~1.0h 后进行 UVA 照射,一般先由最小光毒量开始,一般为 0.5~1.0J/cm^2,后逐渐增加,每周 3 次,大部分皮损消退后次数逐渐减少,部分患者需进行维持治疗。适用于银屑病、白癜风、原发性皮肤 T 细胞淋巴瘤、斑秃、特应性皮炎等。不良反应包括白内障、光毒性反应、皮肤光老化、光敏性皮损等,长期应用有致皮肤癌的可能,禁忌证包括白内障、肝病、卟啉病、着色干皮病、红斑狼疮、恶性黑色素瘤、儿童及孕妇等;治疗期间禁食酸橙、香菜、芥末、胡萝卜、芹菜、无花果等,忌用其他光敏性药物或与吩噻嗪类药物同服。

(四)激光

激光的特点是单色性好、相干性强和功率高。近年来皮肤科激光治疗进展迅速,不断有新的激光开发成功,用于治疗太田痣、文身、去除皮肤皱纹和嫩肤等。皮肤科常

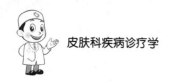

用的激光主要有以下几类：

1. 激光手术

用二氧化碳激光器等发生高功率激光破坏组织。适用于寻常疣、尖锐湿疣、跖疣、鸡眼、化脓性肉芽肿及良性肿瘤等。

2. 激光理疗

氦氖激光和砷化镓半导体激光可促进炎症吸收和创伤修复。适用于毛囊炎、疖肿、甲沟炎、带状疱疹、斑秃、皮肤溃疡等。

3. 选择性激光

与二氧化碳激光不同，近年来根据"光热分离"理论，激光治疗的选择作用得到明显提高。如果脉冲时间短于靶组织的释放时间，即靶组织吸收光能后所产生的热能释放 50% 所需要的时间，可使热能仅作用于靶组织，而不致引起相邻组织的损伤，从而提高治疗的选择作用。常用选择性激光见表 4-6。

表 4-6　皮肤科常用选择性激光

激光类型	波长（nm）	颜色	适应证
氩离子激光	488、514	蓝、绿色	血管性损害
Photoderm	515~1000	绿-红色、红外线	血管性损害、色素性损害、脱毛
Q 开关 Nd:YAG 激光（倍频）	532	绿色	血管性损害、色素性损害、红色文身
铜蒸汽激光	578/511	黄-绿色	血管性损害、色素性损害
闪光灯泵脉冲燃料激光	585~600	黄色	血管性损害
Q 开关红宝石激光	694	红色	深在或浅在性色素性损害 如太田痣、文身（黑、蓝、绿）
长脉冲红宝石激光	694	红色	脱毛
Q 开关翠绿宝石激光	755	红外线	文身（黑、蓝、绿）
长脉冲绿宝石激光	755	红外线	脱毛
二极管（半导体）激光	810	红外线	脱毛
Q 开关 Nd:YAG	1064	不可见	深在性真皮色素、文身（黑、蓝）
铒:YAG 激光	2940	不可见	皮肤磨削去皱、浅表瘢痕、浅表肿物
CO_2 激光	10600	不可见	去除疣、各种肿物

4. 光嫩肤技术

是一种使用连续的强脉冲光子技术的非剥脱性疗法，可消除细小皱纹、去除毛细血管扩张、色素斑。适应证可分为Ⅰ型和Ⅱ型：Ⅰ型光嫩肤术适用于治疗光损伤（如日光损伤、色素沉着、雀斑)、良性血管性病变、皮肤异色症、毛细血管扩张及其他治疗术产生的红斑等;Ⅱ型光嫩肤术适合于治疗涉及胶原组织变化的皮肤损伤(如毛孔、弹性组织变性和皱纹)。

(五)光动力疗法(PDT)

原理是光敏剂进入体内并在肿瘤组织中聚集,在特定波长激光的照射下被激发,产生单态氧或其他自由基,造成肿瘤组织坏死,而对正常组织损伤降至最低。皮肤科应用最多的光敏剂是氨基乙酰丙酸,是一种卟啉前体,一般外用后 4~6h 照射;常用光源有氩离子染料激光(630nm)、非连续性激光(卟啉可用 505nm、580nm、630nm)、脉冲激光(金蒸气激光)等。适应证有基底细胞上皮瘤、Bowen 病、鳞状细胞癌等皮肤肿瘤。不良反应为局部灼热感、红斑、疼痛。

三、微波疗法

微波可使组织中电解质偶极子、离子随微波的频率变化而发生趋向运动,在高速振动和转动中互相摩擦产生热效应和非热效应。适用于各种疣、皮赘、血管瘤、淋巴管瘤、汗管瘤等的治疗。

四、冷冻疗法

冷冻疗法是利用制冷剂产生低温使病变组织坏死达到治疗的目的,细胞内冰晶形成、细胞脱水、脂蛋白复合物变性及局部血液循环障碍等是冷冻的效应机制。冷冻剂主要有液氮(-196℃)、二氧化碳雪(-70℃)等,以前者最为常用;可选择不同形状、大小的冷冻头进行接触式冷冻,亦可用喷射式冷冻;冻后可见局部组织发白、肿胀,1~2天内可发生水疱,然后干燥结痂,1~2周脱痂。适用于各种疣、化脓性肉芽肿、结节性痒疹、瘢痕疙瘩、浅表良性肿瘤等。不良反应有疼痛、继发感染、色素变化等。

五、水疗法

水疗也称浴疗,是利用水的温热作用和清洁作用,结合加入药物的药效治疗皮肤病。常见的有淀粉浴、温泉浴、人工海水浴、高锰酸钾浴、中药浴等。适用于银屑病、慢性湿疹、瘙痒病、红皮病等。

六、放射疗法

放射疗法是用射线照射治疗疾病的方法,皮肤科常用的放射源有浅层 X 线、核素,常用核素主要为 ^{32} 磷和 ^{90} 锶等。适应证包括各种增殖性皮肤病如血管瘤(特别是

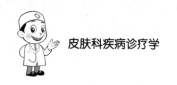

草莓状和海绵状血管瘤)、瘢痕疙瘩、恶性肿瘤如基底细胞上皮瘤、鳞状细胞癌、原发性皮肤T细胞淋巴瘤等,也可用于脱毛、止汗等。在阴囊、胸腺、甲状腺、乳腺等部位进行治疗时,一定要注意对腺体的保护。

第四节　皮肤外科治疗

皮肤外科治疗可用于皮肤肿瘤切除、皮肤创伤清理、活体组织取材、改善或恢复皮肤异常功能及美容整形。常用的皮肤外科手术如下:

一、切割术

切割术是以特制的五锋刀做局部切割,可破坏局部增生的毛细血管及结缔组织。适用于酒渣鼻,尤其是毛细血管扩张明显和鼻赘期更佳。

二、皮肤移植术

皮肤移植术包括游离皮片移植术、皮瓣移植术和表皮移植。游离皮片有刃厚皮片(厚度约0.2mm,含少许真皮乳头)、中厚皮片(约为皮肤厚度的50%,含表皮和部分真皮)和全层皮片(含真皮全层);适用于烧伤后皮肤修复、浅表性皮肤溃疡、皮肤瘢痕切除后修复等。皮瓣移植因为将相邻部位的皮肤和皮下脂肪同时转移至缺失部位,因有血液供应,故易于成活;适用于创伤修复、较大皮肤肿瘤切除后修复等。自体表皮移植为用负压吸引法在供皮区和受皮区吸引形成水疱(表皮下水疱),再将供皮区疱壁移至受皮区并加压包扎;适用于白癜风、无色素性痣的治疗。

三、毛发移植术

毛发移植术包括钻孔法、自体移植法、头皮缩减术、条状头皮片、带蒂皮瓣和组织扩张术与头皮缩减术的联用等。适用于修复雄激素源性秃发等。

四、体表外科手术

体表外科手术用于活检、皮肤肿瘤、囊肿的切除、脓肿切开引流、拔甲等。

五、腋臭手术疗法

腋臭手术疗法适用于较严重的腋臭。有3种手术方法。

1. 全切术

全切术需切除全部腋毛区的皮肤,适用于腋毛范围较小者。

2. 部分切除加剥离术

部分切除加剥离术需切除大部分腋毛区皮肤,周围剩余腋毛区用刀沿真皮下分离,破坏顶泌汗腺导管和腺体,然后缝合皮肤。

3. 剥离术

剥离术需沿腋窝的皮纹切开皮肤 3~4cm,用刀将腋毛区真皮与皮下组织分离,破坏所有的顶泌汗腺导管和腺体,然后缝合。此术后瘢痕小,对特殊工种患者较合适。

六、皮肤磨削术

皮肤磨削术是利用电动磨削器或微晶体磨削皮肤,达到消除皮肤凹凸性病变的目的。适用于痤疮和其他炎症性皮肤病遗留的小瘢痕、雀斑、粉尘爆炸着色等。瘢痕体质者禁用。

七、Mohs 外科切除术

Mohs 外科切除术是将切除组织立即冰冻切片进行病理检查,以决定进一步切除的范围。适用于体表恶性肿瘤如基底细胞上皮瘤、鳞状细胞癌的切除,此法的皮肤肿瘤根治率可达 98% 以上。

下篇　皮肤性疾病的诊疗

第五章　病毒性皮肤病和细菌性皮肤病

第一节　病毒性皮肤病

病毒性皮肤病是指由病毒感染引起的以皮肤黏膜病变为主的一类疾病。不同病毒对组织的亲嗜性有差别,如疱疹病毒有嗜神经及表皮特性,可引起带状疱疹等;而人类乳头状瘤病毒有嗜表皮特性,可致各种疣;麻疹病毒呈泛嗜性,除致皮肤病变外,还可引起全身广泛性组织损伤。不同病毒感染所引起的皮损存在很大差别,可表现为新生物型(如各种疣)、疱疹型(如单纯疱疹)和红斑发疹型(如麻疹)。

一、单纯疱疹

单纯疱疹是由单纯疱疹病毒(HSV)所致的皮肤病。临床以簇集性水疱为特征,有自限性,但易复发。

(一)病因和发病机制

HSV 为 DNA 病毒,呈球形,由核衣壳及病毒包膜组成。依据抗原性不同,可将其分为 1 型和 2 型,分别称为 HSV-1 和 HSV-2,二者基因组同源性为 47%~50%。HSV 对外界抵抗力不强,56℃加热 30min、紫外线照射 5min 或乙醚等脂溶剂均可使之灭活。

人是 HSV 的唯一宿主。HSV 可存在于感染者的疱液、口鼻分泌物及粪便中,主要通过皮肤黏膜微小破损处进入人体。飞沫传播是 HSV-1 型的另一重要感染途径，HSV-2 型还可通过性接触传播。HSV 侵入皮肤黏膜后，可先在局部增殖，以后可沿神经末梢上行至支配病损区域神经的神经节内并长期潜伏，当受到某种因素激惹后病毒可活化致病，表现为疱疹复发。HSV-1 型主要引起生殖器以外的皮肤黏膜及脑部感染，HSV-2 型主要引起生殖器部位或新生儿感染，但两型病毒感染部位并无严格界限。两型间存在交叉免疫，但血中存在的特异性抗体不能阻止复发，机体抵抗力降低与疱疹复发有一定联系。

(二)临床表现

可分为原发型和复发型单纯疱疹。

1. 原发型

指首次感染 HSV 者。一般潜伏期为 2~12d，平均 6d。临床可有以下几种类型：

(1)隐性或亚临床感染：约 90%感染者缺乏临床表现，其中 40%~50%感染者的血清中可检出相应抗体。

(2)疱疹性龈口炎：本型较为常见，多见于 1~5 岁儿童。好发于口腔、牙龈、舌、硬腭、软腭、咽等部位。皮损表现为迅速发生的群集性小水疱，很快破溃形成浅表溃疡，也可开始即表现为红斑、浅溃疡。口腔疼痛较明显，可伴有发热、咽痛及局部淋巴结肿痛。病程约 2 周。

(3)新生儿单纯疱疹：70%患者由 HSV-2 型所致，多经产道感染。一般出生后 5~7d 发病。表现为皮肤(尤其是头皮)、口腔黏膜、眼结膜出现水疱、糜烂，严重者可伴有发热、呼吸困难、黄疸、肝脾肿大、意识障碍等。本型病情凶险，预后极差。

(4)疱疹性湿疹：又名 Kaposi 水痘样疹，常发生于患湿疹或特应性皮炎的婴幼儿，常由 HSV-1 所致。多见于躯干上部、颈部和头部。皮损表现为原皮损处红肿并出现散在密集水疱或脓疱，融合成片，水疱中央有脐凹，周围有红晕；疱疹成批出现，严重者可在 1 周内泛发全身。可伴有发热等全身症状。

(5)接种性单纯疱疹：皮损为限于接触部位的群集性水疱。发生于手指者表现为位置较深的疼痛性水疱，称疱疹性瘭疽。

2. 复发型

指部分患者原发感染消退后受到诱发因素刺激而在同一部位反复发作。好发于口周、鼻腔周围、外阴，也可见于面部或口腔黏膜等部位。发作初期局部常自觉灼热，随后出现红斑、簇集状小丘疹和水疱，可相互融合。数天后水疱破溃形成糜烂面、结痂继而愈合，病程 1~2 周。

HSV 亦可引起生殖器疱疹,属性传播疾病。

(三)实验室检查

皮损处刮片做细胞学检查,如见到多核巨细胞和核内嗜酸性包涵体,或用 PCR 检测疱液中 HSV DNA 有助于本病的诊断;病毒培养鉴定是诊断 HSV 感染的金标准;血清 HSV IgM 型抗体检测有辅助诊断价值,尤其是新生儿 HSV 感染,而 IgG 型抗体对诊断价值不大,可用于流行病学调查。

(四)诊断和鉴别诊断

根据簇集性水疱、好发于皮肤-黏膜交界处及易复发等特点,一般可做出诊断。本病应与带状疱疹、脓疱疮、手足口病等进行鉴别。

(五)预防和治疗

治疗原则为缩短病程、防止继发细菌感染和全身播散、减少复发和传播机会。

1. 内用药物治疗

目前认为核苷类药物是抗 HSV 最有效的药物。

(1)原发性:阿昔洛韦 1000mg/d,分 5 次口服,疗程 5~10d;或伐昔洛韦 2000mg/d,分 2 次口服,疗程 10d;或泛昔洛韦 750mg/d,分 3 次口服,疗程 5d。

(2)复发性:最好在出现前驱症状或皮损出现 24h 内开始治疗。阿昔洛韦 1000mg/d,分 5 次口服;或伐昔洛韦 1000mg/d,分 2 次口服;或泛昔洛韦 250mg/d,分 2 次口服,疗程一般为 5d。

(3)频繁复发者(1 年复发 6 次以上):为减少复发次数,可应用病毒抑制疗法,即阿昔洛韦 600mg/d,分 3 次口服,或伐昔洛韦 500mg/d 口服,一般需连续口服 6~12 个月。

(4)原发感染症状严重或皮损广泛者:阿昔洛韦 15mg/(kg·d),分 3 次静滴,疗程一般为 5d。

2. 外用药物治疗

以收敛、干燥和防止继发感染为主。可选用 3% 阿昔洛韦软膏、1% 喷昔洛韦乳膏或硫黄炉甘石洗剂;继发感染时可用 0.5% 新霉素霜、莫匹罗星软膏;对疱疹性龈口炎应保持口腔清洁,并用 1:1000 新洁尔灭溶液含漱。

二、带状疱疹

带状疱疹是由水痘-带状疱疹病毒(VZV)所致的以沿单侧周围神经分布的簇集

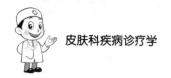

性小水疱为特征的皮肤病,常伴有明显的神经痛。

（一）病因和发病机制

VZV 现已命名为人疱疹病毒 3 型(HHV-3)。此病毒呈砖形,有立体对称的衣壳,内含双链 DNA 分子,只有一种血清型。VZV 对体外环境的抵抗力较弱,在干燥的痂内很快失去活性。

人是 VZV 唯一宿主。病毒经呼吸道黏膜进入血液形成病毒血症,发生水痘或呈隐性感染,以后病毒潜伏于脊髓后根神经节或颅神经的感觉神经节内;当机体受到某种刺激(如创伤、疲劳、恶性肿瘤或病后虚弱等)导致机体抵抗力下降时,潜伏病毒被激活,沿感觉神经轴索下行,到达该神经所支配区域的皮肤内复制,产生水疱,同时受累神经发生炎症、坏死,产生神经痛。病愈后可获得较持久的免疫,故一般不会再发。

（二）临床表现

本病好发于成人,春秋季节多见。

1. 典型表现

发疹前可有轻度乏力、低热、纳差等全身症状,患部皮肤自觉灼热感或神经痛,持续 1~3d,亦可无前驱症状即发疹。好发部位依次为肋间神经、颈神经、三叉神经和腰骶神经支配区域。患处常首先出现潮红斑,很快出现粟粒至黄豆大小丘疹,簇状分布而不融合,继之迅速变为水疱,疱壁紧张发亮,疱液澄清,外周绕以红晕,各簇水疱群间皮肤正常;皮损沿某一周围神经呈带状排列,多发生在身体的一侧,一般不超过正中线。神经痛为本病特征之一,可在发病前或伴随皮损出现,老年患者常较为剧烈。病程一般 2~3 周,老年人为 3~4 周,水疱干涸、结痂脱落后留有暂时性淡红斑或色素沉着。

2. 特殊表现

（1）眼带状疱疹:多见于老年人,疼痛剧烈,可累及角膜形成溃疡性角膜炎。

（2）耳带状疱疹:系病毒侵犯面神经及听神经所致,表现为外耳道或鼓膜疱疹。膝状神经节受累同时侵犯面神经的运动和感觉神经纤维时,可出现面瘫、耳痛及外耳道疱疹三联征,称为 Ramsay-Hunt 综合征。

（3）带状疱疹后遗神经痛:带状疱疹常伴有神经痛,但多在皮损完全消退后或 1 个月内消失,少数患者神经痛可持续超过 1 个月以上,称为带状疱疹后遗神经痛。

（4）其他不典型带状疱疹:由患者机体抵抗力差异所致,可表现为顿挫型(不出现皮损仅有神经痛)、不全型(仅出现红斑、丘疹而不发生水疱即消退)、大疱型、出血性和坏疽型、泛发型(同时累及 2 个以上神经节产生对侧或同侧多个区域皮损);病毒偶可经血液播散产生广泛性水痘样疹并侵犯肺和脑等器官,称为播散型带状疱疹。

(三)诊断和鉴别诊断

本病根据典型临床表现即可做出诊断,疱底刮取物涂片找到多核巨细胞和核内包涵体有助于诊断。

本病前驱期或无疹型应与肋间神经痛、胸膜炎、阑尾炎、坐骨神经痛、尿路结石等进行鉴别,发疹后有时需与单纯疱疹、脓疱疮等进行鉴别。

(四)预防和治疗

本病具有自限性,治疗原则为抗病毒、止痛、消炎、防止并发症。

1. 内用药物治疗

(1)抗病毒药物:阿昔洛韦 1000mg/d,分 5 次口服,疗程 5~10d,或 1200mg/d,分 3 次口服,疗程 5d;或伐昔洛韦 3000mg/d,分 3 次口服,疗程 7d;或泛昔洛韦 1500mg/d,分 3 次口服,疗程 7d。

(2)止痛:可酌情选用索米痛片、吲哚美辛、扶他林、吲哚美辛和卡马西平等。同时可应用营养神经的药物,如口服或肌注维生素 B_1 和 B_{12}。

(3) 糖皮质激素:应用有争议,多认为及早合理应用糖皮质激素可抑制炎症过程,减轻背根神经节的炎症后纤维化。病程在 7d 内的老年体健患者,可口服泼尼松 30mg/d,疗程 7d。

2. 外用药物治疗

(1)外用药:以干燥、消炎为主。疱液未破时可外用炉甘石洗剂、阿昔洛韦乳膏或喷昔洛韦乳膏;疱疹破溃后可酌情用 3% 硼酸溶液或 1:5000 呋喃西林溶液湿敷,或外用 0.5% 新霉素软膏或莫匹罗星软膏。

(2)眼部处理:如合并眼部损害须请眼科医师协同处理。可外用 3% 阿昔洛韦眼膏、碘苷(疱疹净)滴眼液。

3. 物理治疗

如紫外线、频谱治疗仪、红外线等局部照射,可缓解疼痛,促进皮损干涸和结痂。

三、疣

疣是由人类乳头状瘤病毒(HPV)感染皮肤黏膜所引起的良性赘生物,临床上常见有寻常疣、扁平疣、跖疣和尖锐湿疣等,疣状表皮发育不良也被认为与 HPV 感染密切相关。

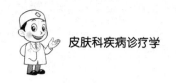

（一）病因和发病机制

HPV 属乳头状瘤病毒科，呈球形，无包膜，直径为 45～55nm，具有 72 个病毒壳微粒组成的对称性 20 面立体衣壳。基因组为 7200～8000bp 的双链环状 DNA，分为早期区、晚期区和非编码区，早期区编码的蛋白与病毒持续感染和致癌作用有关。HPV 有 100 余种，其中近 80 种与人类疾病相关。

本病传染源为患者和健康带病毒者，主要经直接或间接接触传播。HPV 通过皮肤黏膜微小破损进入细胞内并复制、增殖，致上皮细胞异常分化和增生，引起上皮良性赘生物。人群普遍易感，发病高峰为 16～30 岁，免疫功能低下及外伤者易患此病。

（二）临床表现

一般潜伏期为 6 周至 2 年。常见临床类型有 4 种。

1. 寻常疣

好发于手背、手指、足和甲缘等处，亦可发生于身体其他部位。典型皮损为黄豆大小或更大的灰褐色、棕色或皮色丘疹，表面粗糙，质地坚硬，可呈乳头瘤状增生。发生在甲周者称甲周疣；发生在甲床者称甲下疣；疣体细长突起伴顶端角化者称丝状疣，好发于颈、额和眼睑；疣体表面呈参差不齐的突起者称指状疣，好发于头皮及趾间。

2. 跖疣

系发生于足底的寻常疣。皮损初起为细小发亮的丘疹，渐增至黄豆大小或更大，因受压而形成淡黄或褐黄色胼胝样斑块或扁平丘疹，表面粗糙，界限清楚，边缘绕以稍高的角质环，去除角质层后，其下方有疏松的角质软芯，可见毛细血管破裂出血而形成的小黑点，自觉疼痛。若含有多个角质软芯，称为镶嵌疣。

3. 扁平疣

好发于青少年的颜面、手背及前臂。典型皮损为米粒至黄豆大小的扁平隆起性丘疹，圆形或椭圆形，表面光滑，质硬，正常肤色或淡褐色，多骤然出现，数目较多且密集；搔抓后皮损可呈串珠状排列，即自体接种反应。病程慢性，多可自行消退，少数患者可复发。

4. 生殖器疣

又称尖锐湿疣，生殖器疣又称尖锐湿疣或性病疣，是一种由人类乳头状瘤病毒引起的生殖器肛周增殖性损害。多发生于 18～35 岁的年轻人。本病主要通过性接触传染，也可以垂直传染和间接接触传染。

（三）组织病理

不同类型疣的组织病理表现有差异，但均以颗粒层、棘层上部细胞空泡化和电镜下核内病毒颗粒为共同特征,可伴有角化过度、角化不全、棘层肥厚和乳头状瘤样增生等。

（四）诊断和鉴别诊断

本病根据病史及典型皮损即可做出诊断,必要时结合组织病理检查,少数患者需检测组织中 HPV 核酸方可确诊。

跖疣应与鸡眼、胼胝进行鉴别,见表 5-1。

表 5-1　跖疣、鸡眼及胼胝的鉴别诊断

	跖疣	鸡眼	胼胝
病因	HPV 感染	挤压	长期摩擦、压迫
好发部位	足跖	足跖、趾、足缘	足跖前部、足跟
皮损	圆形灰黄色角化斑块,中央凹陷,较软,表面粗糙无皮纹,外周角化环,易见出血点	圆锥形角质栓,外围透明黄色环	蜡黄色角质斑片,中央略增厚,皮纹清楚,边缘不清楚
数目	较多	单发或几个	1~2 片
疼痛与压痛	挤捏时明显	压痛明显	无或轻微

（五）预防和治疗

本病主要采用外用药物治疗,内用药物治疗多用于皮损数目较多或久治不愈者。

1. 外用药物治疗

适用于皮损较大或不宜用物理治疗者,但应根据不同情况选择药物及使用方法。常用药物包括:①0.05%~0.10%维 A 酸软膏或阿达帕林霜,每天 1~2 次外用,适用于扁平疣;②5-氟尿嘧啶软膏,每天 1~2 次外用,因可遗留色素沉着,故面部慎用;③3%酞丁胺霜或 3%酞丁胺二甲基亚砜外用;④平阳霉素 10mg 用 1%普鲁卡因 20ml 稀释于疣体根部注射,每个疣注射 0.2~0.5ml,每周 1 次,适用于难治性寻常疣和跖疣。

2. 物理治疗

物理治疗包括冷冻、电灼、刮除和激光等,适用于皮损数目较少者。

3. 内用药物治疗

目前尚无确切有效的抗 HPV 治疗药物,可试用免疫调节剂(如干扰素、左旋咪唑等);中药以清热解毒、散风平肝、散结为治则,有时可获得较好的疗效。

四、传染性软疣

传染性软疣是由传染性软疣病毒(MCV)感染所致的传染性皮肤病。

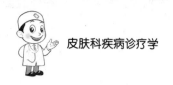

（一）病因

MCV 属痘病毒,目前发现 4 个亚型,但以 MCV-1 最常见。儿童传染性软疣几乎均由 MCV-1 型所致,但在免疫功能低下者(尤其 HIV 感染者),约 60% 由 MCV-2 型所致。皮肤间密切接触是主要的传播方式,亦可通过性接触、游泳池等公共设施传播。

（二）临床表现

本病多累及儿童、性活跃人群和免疫功能低下者。皮损可见于任何部位,儿童好发于手背、四肢、躯干及面部,成人如经性接触传播,可见于生殖器、臀部、下腹部、耻骨部及大腿内侧等。潜伏期 1 周至 6 个月,典型皮损为直径 3～5mm 大小的半球形丘疹,呈灰色或珍珠色,表面有蜡样光泽,中央有脐凹,内含乳白色干酪样物质(软疣小体)。

（三）诊断和鉴别诊断

本病根据典型临床表现即可确诊。

单个较大的皮损有时需与角化棘皮瘤及基底细胞上皮瘤等进行鉴别。

（四）预防和治疗

平时应避免搔抓,以防扩散。幼儿园或集体生活勿共用衣物和浴巾,并注意消毒。

本病以外用药物治疗为主。可在无菌条件下用齿镊或弯曲血管钳将软疣夹破,挤出其内容物,然后外用碘酒等以防细菌感染;合并细菌感染时可先外用莫匹罗星软膏,感染控制后再行上述治疗。

五、手足口病

手足口病是以手、足和口腔发生水疱为特征的一种儿童病毒性皮肤病。

（一）病因

本病的发生与柯萨奇病毒 A5、A7、A9、A10、A16、B3、B5 以及肠道病毒 71 型有关,以 A16 最常见。病毒为单链 RNA 病毒,对外界抵抗力较弱。病毒主要通过粪-口途径传播,亦可通过飞沫经呼吸道传播,疱液、咽部分泌物和粪便中均可分离出病毒。

（二）临床表现

本病多见于 5 岁以下儿童。潜伏期 3～7d,发疹前可有不同程度的低热、头痛、纳差等前驱症状,1～3d 后手、足、口部出现皮损,皮损初为红色斑疹,很快发展为 2～4mm 大小的水疱,疱壁薄,内液清亮,周围绕以红晕,水疱溃破后可形成灰白色糜烂面或浅溃疡。皮损可同时发生于手、足和口腔,也可呈不全表现,以口腔受累最多见,可达

90%以上。病程1周左右,愈后极少复发。

（三）诊断和鉴别诊断

根据发生于手、足、口腔等部位的特征性皮损,结合流行病学做出诊断。

本病应与多形红斑、疱疹性咽炎、水痘等进行鉴别。

（四）预防和治疗

应注意隔离、防止本病在幼儿园内传播。

本病以对症、支持治疗为主。口腔损害可用口腔溃疡涂膜剂外用或利多卡因液漱口等以减轻疼痛。板蓝根冲剂内服有一定效果。

第二节 细菌性皮肤病

正常皮肤表面的细菌可分为皮肤常驻菌及皮肤暂驻菌。前者指能在皮肤上生长繁殖,包括表皮葡萄球菌等;后者指着落于皮肤,经过一定时间可从皮肤上消失,包括金黄色葡萄球菌、链球菌等。

细菌与皮肤病的关系十分密切,细菌及其毒素可分别引起感染性病变(如疖)、中毒性病变(如葡萄球菌烫伤样皮肤综合征)和免疫介导性病变(如超抗原诱发或加重特应性皮炎、银屑病)等。根据细菌形态不同可将细菌性皮肤病分为球菌性皮肤病和杆菌性皮肤病。前者主要由葡萄球菌或链球菌感染所致,多发生在正常皮肤上,故又属原发感染;后者又分为特异性感染(如皮肤结核和麻风)和非特异性感染(革兰阴性杆菌如变形杆菌、假单胞菌和大肠杆菌等),其中非特异性感染常发生在原有皮肤病变的基础上,故又属继发感染。本章仅重点介绍有代表性的原发性细菌感染性皮肤病。

一、脓疱疮

脓疱疮是由金黄色葡萄球菌和(或)乙型溶血性链球菌引起的一种急性化脓性皮肤病。

（一）病因和发病机制

金黄色葡萄球菌引起者占50%~70%,其次是乙型溶血性链球菌,两者亦可混合感染。温度较高、出汗较多和皮肤出现浸渍时有利于细菌在局部繁殖;患有瘙痒性皮肤病(如痱子、湿疹)时,搔抓可破坏皮肤屏障而利于细菌定植。

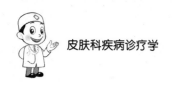

本病可通过密切接触或自身接种传播。细菌主要侵犯表皮,引起化脓性炎症;凝固酶阳性噬菌体Ⅱ组71型金葡菌可产生表皮剥脱毒素,引起毒血症及全身泛发性表皮松解坏死;抵抗力低下患者,细菌可入血引起菌血症或败血症;少数患者可诱发肾炎或风湿热。

(二)临床表现

本病临床上可分为三种类型:

1. 寻常型脓疱疮

本型传染性强,常在托儿所、幼儿园中引起流行,故又称接触传染性脓疱疮。皮损初起为红色斑点或小丘疹,迅速转变成脓疱,周围有明显的红晕,疱壁薄,易破溃、糜烂,脓液干燥后形成蜜黄色厚痂;常因搔抓使相邻脓疱向周围扩散或融合,陈旧的痂一般于6~10d后脱落,不留瘢痕。病情严重者可有全身中毒症状伴淋巴结炎,甚至引起败血症或急性肾小球肾炎,后者多与乙型溶血性链球菌感染有关。

2. 深脓疱疮

又称臁疮,主要由溶血性链球菌所致,多累及营养不良的儿童或老人。好发于小腿或臀部。皮损初起为脓疱,渐向皮肤深部发展,表面有坏死和蛎壳状黑色厚痂,周围红肿明显,去除痂后可见边缘陡峭的碟状溃疡。疼痛明显。病程2~4周或更长。

3. 大疱性脓疱疮

主要由噬菌体Ⅱ组71型金葡菌所致,多见于儿童。好发于面部、躯干和四肢。皮损初起为米粒大小水疱或脓疱,迅速变为大疱,疱内容物先清澈后浑浊,疱壁先紧张后松弛,直径1cm左右,疱内可见半月状积脓,疱周红晕不明显,疱壁薄,易破溃形成糜烂结痂,痂壳脱落后留有暂时性色素沉着。

发生于新生儿时又称新生儿脓疱疮,起病急,传染性强。皮损为广泛分布的多发性大脓疱,尼氏征阳性,疱周有红晕,破溃后形成红色糜烂面。可伴高热等全身中毒症状,易并发败血症、肺炎、脑膜炎而危及生命。

葡萄球菌性烫伤样皮肤综合征(简称SSSS),由凝固酶阳性、噬菌体Ⅱ组71型金葡菌所产生的表皮剥脱毒素导致。多累及出生后3个月内的婴儿。起病前常伴有上呼吸道感染或咽、鼻、耳、鼓膜等处的化脓性感染,皮损常由口周和眼周开始迅速波及躯干和四肢。特征性表现是在大片红斑基础上出现松弛性水疱,尼氏征阳性,皮肤大面积剥脱后留有潮红的糜烂,似烫伤样外观,手足皮肤可呈手套、袜套样剥脱,口角周围可见放射状裂纹,但无口腔黏膜损害。皮损有明显疼痛和触痛。病情轻者1~2周后痊愈,重者可因并发败血症、肺炎而危及生命。

（三）实验室检查

白细胞总数及中性粒细胞可增高。脓液中可分离培养出金黄色葡萄球菌或链球菌,必要时可作菌型鉴定。

（四）诊断和鉴别诊断

本病根据典型临床表现,结合细菌学检查一般不难做出诊断和分型。

寻常型脓疱疮有时需与丘疹性荨麻疹、水痘等进行鉴别;SSSS 应与非金葡菌所致的中毒性表皮坏死性松解症进行鉴别。

（五）预防和治疗

应隔离和治疗患者,对已污染的衣物及环境应及时消毒,以减少疾病的传播。平时注意皮肤清洁卫生、及时治疗瘙痒性皮肤病和防止各种皮肤损伤,均有助于预防本病。

本病以外用药物治疗为主,少数病情严重患者可考虑辅以内用药物治疗。

1. 外用药物治疗

以杀菌、消炎、干燥为原则。脓疱未破者可外用 10%硫黄炉甘石洗剂,脓疱较大时应抽取疱液,脓疱破溃者可用 1:5000 高锰酸钾液或 0.5%新霉素溶液清洗湿敷,再外用莫匹罗星软膏或红霉素软膏等。SSSS 治疗应加强眼、口腔、外阴的护理,注意保持创面干燥。

2. 内用药物治疗

皮损泛发、全身症状较重(如 SSSS)者应及时应用抗生素治疗,宜选择金葡菌敏感的头孢类抗生素,必要时依据药敏试验选择用药。对重症和 SSSS 患者应注意水电解质平衡,必要时输注血浆、全血或丙种球蛋白。

二、毛囊炎、疖和痈

毛囊炎、疖和痈等是一组累及毛囊及其周围组织的细菌感染性皮肤病。高温、多汗、搔抓、卫生习惯不良、全身性疾病如糖尿病、器官移植术后、长期应用糖皮质激素常为诱发因素。

（一）病因

本组皮肤病多为凝固酶阳性金葡菌感染引起,偶可为表皮葡萄球菌、链球菌、假单胞菌属、大肠杆菌等单独或混合感染。

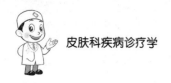

（二）临床表现

1. 毛囊炎

系局限于毛囊口的化脓性炎症。好发于头面部、颈部、臀部及外阴。皮损初起为红色毛囊性丘疹，数天内中央出现脓疱，周围有红晕，脓疱干涸或破溃后形成黄痂，痂皮脱落后一般不留瘢痕。发生于头皮且愈后留有脱发和瘢痕者称为秃发性毛囊炎；发生于胡须部称为须疮；发生于颈项部，呈乳头状增生或形成瘢痕硬结者，称为瘢痕疙瘩性毛囊炎。

2. 疖

系毛囊深部及周围组织的化脓性炎症。好发于头面部、颈部和臀部。皮损初起为毛囊性炎性丘疹，基底浸润明显，以后炎症向周围扩展，形成坚硬结节，伴红肿热痛，数天后中央变软，有波动感，顶部出现黄白色点状脓栓，脓栓脱落后有脓血和坏死组织排出，以后炎症逐渐消退而愈合。疖多为单发，若数目较多且反复发生、经久不愈，则称为疖病，多见于免疫力低下患者。

3. 痈

系多个相邻毛囊及毛囊周围炎症相互融合而形成的皮肤深层感染。好发于颈、背、臀和大腿等处。皮损初起为弥漫性炎性硬块，表面紧张发亮，界限不清，迅速向四周及皮肤深部蔓延，继而化脓、中心软化坏死，表面出现多个脓头即脓栓，脓栓脱落后留下多个带有脓性基底的深在性溃疡如蜂窝状。可伴局部淋巴结肿大和全身中毒症状，亦可并发败血症。

（三）实验室检查

可取脓液直接涂片，革兰染色后镜检，同时留取标本做细菌培养和鉴定，并作药敏试验。

（四）诊断

毛囊炎可依据以毛囊为中心的炎性丘疹和小脓疱做出诊断；疖则根据深在性毛囊性硬结、中央有脓栓，伴红肿热痛进行诊断；痈则根据炎症更加广泛，表面有数个脓栓，脱落后形成蜂窝状深在性溃疡进行诊断。

（五）预防和治疗

应注意皮肤清洁卫生、防止外伤及增强机体免疫力等。

本病以外用药物治疗为主，多发性毛囊炎及较严重的疖、痈应进行内用药物治疗。

1. 外用药物治疗

早期疖未化脓者可热敷或外用 20% 鱼石脂软膏、3% 碘酊,亦可外用莫匹罗星软膏或 5% 新霉素软膏。

2. 内用药物治疗

可选用青霉素、头孢类、大环内酯类或喹诺酮类抗生素,也可根据药敏试验选择抗生素。疖病患者应积极寻找基础疾病或诱因,可同时使用免疫调节剂(如转移因子)。

3. 物理治疗

疾病早期可用超短波、远红外线和紫外线理疗。

4. 手术治疗

晚期已化脓破溃的疖和痈应及时切开引流,切忌挤捏和早期切开,尤其是发生在鼻孔及上唇"危险三角区"者。

三、丹毒和蜂窝织炎

丹毒系由溶血性链球菌所致的皮肤、皮下组织内淋巴管及其周围组织的急性炎症;蜂窝织炎则是由溶血性链球菌和金黄色葡萄球菌所致的皮下疏松结缔组织急性弥漫性化脓性炎症。

(一)病因

丹毒多由乙型溶血性链球菌感染引起。细菌可通过皮肤或黏膜细微损伤侵入,足癣、趾甲真菌病、小腿溃疡、鼻炎、慢性湿疹等均可诱发本病,机体抵抗力低下如糖尿病、慢性肝病、营养不良等均可成为促发因素。

蜂窝织炎多由溶血性链球菌和金黄色葡萄球菌感染引起,少数可由流感杆菌、大肠杆菌、肺炎链球菌和厌氧菌等引起。本病常继发于外伤、溃疡、其他局限性化脓性感染,也可由细菌直接通过皮肤小的创伤而侵入。

(二)临床表现

1. 丹毒

好发于足背、小腿、面部等处,多为单侧性。起病急剧,典型皮损为水肿性红斑,界限清楚,表面紧张发亮,迅速向四周扩大。可有不同程度全身中毒症状和附近淋巴结肿大。病情多在 4~5d 达高峰,消退后局部可留有轻度色素沉着及脱屑。

在红斑基础上发生水疱、大疱或脓疱者,分别称为水疱型、大疱型和脓疱型丹毒;炎症深达皮下组织并引起皮肤坏疽者,称为坏疽型丹毒;皮损一面消退,一面发展扩大,呈岛屿状蔓延者,称为游走型丹毒;若于某处多次反复发作者,称复发型丹毒。下

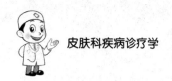

肢丹毒反复发作可致皮肤淋巴管受阻,淋巴液回流不畅,致受累组织肥厚,日久形成象皮肿。

2. 蜂窝织炎

好发于四肢、面部、外阴和肛周等部位。皮损初起为弥散性、水肿性、浸润性红斑,界限不清,局部皮温增高,皮损中央红肿明显,严重者可形成深部化脓和组织坏死。急性期常伴有疼痛、高热、寒战和全身不适,可有淋巴结炎,甚至败血症;慢性期皮肤呈硬化萎缩,类似于硬皮病。

(三)实验室检查

白细胞总数升高,以中性粒细胞为主,可出现核左移和中毒颗粒。

(四)诊断和鉴别诊断

本病根据典型临床表现,结合全身中毒症状和血白细胞计数即可确诊。

本病需与接触性皮炎、类丹毒和癣菌疹等进行鉴别。

(五)预防和治疗

反复发作的患者应注意寻找附近有无慢性病灶,有足癣等丹毒诱发因素应积极处理。本病以内用药物治疗为主,同时辅以外用药物治疗。

1. 内用药物治疗

早期、足量、高效的抗生素治疗可减缓全身症状、控制炎症蔓延并防止复发。丹毒治疗首选青霉素,每天 480 万~640 万 U 静滴,一般于 2~3d 后体温恢复正常,但应持续用药 2 周左右以防止复发;青霉素过敏者可选用红霉素或喹诺酮类药物。蜂窝织炎发展较为迅速者宜选用抗菌谱较广的二代或三代头孢类抗生素,亦可选用喹诺酮类或新一代大环内酯类药物,必要时依据药敏试验选择抗生素。

2. 外用药物治疗

可用 25%~50%硫酸镁或 0.5%呋喃西林液湿敷,并外用抗生素软膏(如莫匹罗星软膏、诺氟沙星软膏等)。

3. 物理治疗

采用紫外线照射、音频电疗、超短波、红外线等有一定疗效。

4. 手术治疗

已化脓者应行手术切开排脓。

四、皮肤结核病

皮肤结核病是由结核分枝杆菌感染所致的慢性皮肤病。

（一）病因和发病机制

本病可为人型结核分枝杆菌或牛型结核分枝杆菌所致。感染途径包括外源性和内源性两种，前者主要经皮肤黏膜轻微损伤直接感染，后者则由体内器官或组织已存在的结核病灶经血行、淋巴系统或直接扩散到皮肤。

结核枝杆菌的致病性与细菌在组织细胞内大量繁殖引起的炎症反应、菌体成分的毒性作用及机体对某些菌体成分产生的超敏反应有关。

（二）临床表现

1. 分类

由于感染结核杆菌的数量、毒力、传播途径的不同及机体抵抗力的差异，临床表现较为复杂，通常分为以下四类：

（1）外源性接种所致：如原发性皮肤结核综合征、疣状皮肤结核。

（2）内源性扩散或自身接种所致：如瘰疬性皮肤结核、腔口部皮肤结核等。

（3）血行播散至皮肤：如寻常狼疮、急性粟粒性皮肤结核等。

（4）结核疹：如硬红斑、丘疹坏死性结核疹、瘰疬性苔藓等。

2. 主要临床类型及其表现

（1）寻常狼疮：最常见。好发于面部，其次是颈部、臀部和四肢。皮损初起为鲜红或褐红色粟粒大小的结节，触之质软，稍隆起，结节表面薄嫩，用探针稍用力即可刺入，容易贯通（探针贯通现象），玻片压诊呈棕黄色，如苹果酱颜色（"苹果酱现象"）；结节可增大增多并相互融合成大片红褐色浸润性损害，直径可达 10～20cm，表面高低不平，可覆有大片叶状鳞屑。结节可自行吸收或溃破后形成萎缩性瘢痕，在瘢痕上又可出现新皮损，与陈旧皮损并存，是本病的另一个临床特征。本病呈慢性经过，可迁延数年或数十年不愈。

（2）疣状皮肤结核：多累及成年男性的手背、指背，其次为足、臀、小腿等暴露部位。皮损初起为黄豆大小的紫红色质硬丘疹，单侧分布，丘疹逐渐扩大可形成斑块，表面增厚，粗糙不平可呈疣状增生，皮损表面有较深沟纹相隔，挤压时可有脓液从裂隙中渗出。皮损中央逐渐结痂脱落，留有萎缩性网状瘢痕，边缘的痂或鳞屑逐渐向外扩展形成环状或弧形边缘，外周绕以暗红色晕，中央网状瘢痕、疣状边缘和四周红晕成为"三廓征"。病程可达数年至数十年。

其他常见的临床类型包括硬红斑、丘疹坏死性结核疹等。

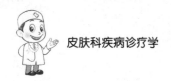

（三）实验室检查

1.组织病理检查

各型皮肤结核的共同特征是聚积成群的上皮样细胞和数量不等的多核巨细胞形成典型的结核结节,中心可有干酪样坏死。

2.结核菌纯蛋白衍生物(PPD)试验

阳性仅说明过去曾感染过结核分枝杆菌或接种过卡介苗,强阳性反应说明体内可能存在活动性结核病灶。

3.胸部 X 线检查

可发现活动性或陈旧性结核病灶征象。

4.细菌学检查

直接涂片或组织切片行抗酸染色,可发现结核分枝杆菌,有助于诊断。必要时可做细菌培养和 PCR 检测结核分枝杆菌 DNA。

（四）诊断和鉴别诊断

根据皮肤结核的临床特点,结合组织病理检查一般不难诊断。

寻常狼疮有时需与盘状红斑狼疮进行鉴别,疣状皮肤结核应与疣状扁平苔藓及着色芽生菌病等进行鉴别。

（五）预防和治疗

积极治疗患者其他部位结核病灶,同时对易感人群普遍接种卡介苗是预防皮肤结核的关键。

本病需内用药物治疗,应以"早期、足量、规则、联合及全程应用抗结核药"为原则。常用药物及成人剂量为:①异烟肼:与其他抗结核药合用时,5mg/(kg·d),最高300mg,或每次 15mg/kg,最高 900mg,每周 2~3 次。②乙胺丁醇:15mg/(kg·d),顿服或分 3 次口服,或25~30mg/(kg·d),最高 2500mg,每周 3 次,或 50mg/(kg·d),最高2500mg,每周 2 次;③链霉素:1000g/d,分 2 次肌注,或 750mg/(kg·d),本药需作皮试,用药后应注意听神经损害;④利福平:450~600mg/d,顿服,疗程 6 个月。通常采用2~3 种药物联合治疗,疗程一般不少于 6 个月。

五、麻风

麻风是由麻风分枝杆菌感染引起的一种慢性传染病,主要侵犯皮肤和周围神经。

（一）病因

麻风分枝杆菌(简称麻风杆菌)为 G+细菌,长 2~6μm,宽 0.2~0.6μm,呈短小棒状或稍弯曲,无鞭毛、荚膜和芽孢,抗酸染色时呈红色。由于麻风杆菌传代时间长而宿主细胞体外存活时间较短,因此至今尚无体外培养成功的报道。麻风杆菌对外界抵抗力较强,分泌物离体自然干燥后仍可存活 2~9d,在 0℃时可存活 3~4 周,但煮沸 8min 或日光直射 2~3h 可使之丧失繁殖力。

(二)流行病学

1. 传染源

麻风患者是麻风杆菌的天然宿主,也是本病唯一传染源。

2. 传播途径

飞沫传播是麻风重要的传播方式,生活密切接触、文身等也可以传播。

3. 易感人群

人对麻风杆菌有不同程度的易感性。一般成人抵抗力较儿童强,且随年龄增长绝大多数成人对麻风杆菌感染有较强的抵抗力,密切接触患者其患病率低于5%。

4. 流行情况

麻风主要分布于亚洲、非洲和拉丁美洲。在我国有 2000 多年的流行史,经过多年积极努力,流行范围已逐渐缩小,发病率显著下降。

(三)临床表现

1. 分型

在临床工作中较为通用的分类法为 5 级分类法,免疫力较强的结核样型麻风(TT)为一端,将免疫力较弱的瘤型麻风(LL)为另一端,在两端之间为免疫力不稳定的界线类偏结核样型麻风(BT)、中间界线类麻风(BB)和界线类偏瘤型麻风(BL)。这是根据机体免疫力由强到弱、麻风杆菌数量和类型演变来分型,又称为免疫光谱分类法。总的趋势是:麻风杆菌数量 LL>BL>BB>BT>TT,而细胞免疫反应强度 TT>BT>BB>BL>LL。麻风早期为未定类麻风(IL),可演变成免疫光谱中的任何一个类型,也可自愈。细胞免疫力增强时 BL 可向结核样型端转化(BL→BB→BT),反之 BT 可向瘤型端转化(BT→BB→BL)。

为了便于联合化疗的开展,根据皮肤涂片查菌结果可将上述分类法简化为多菌型(MB)麻风和少菌型(PB)麻风两大类,并据此采取不同的治疗方案。

2. 临床表现

本病主要累及皮肤黏膜和周围神经。

(1)未定类麻风:为麻风病的早期表现,临床症状轻微,常被忽视。典型皮损为单个或数个浅色斑或淡红色斑,表面光滑无浸润,呈圆形、椭圆形或不规则形,境界清楚或不清楚。局部轻至中度感觉障碍,神经症状较轻,可有浅神经粗大但极少发生运动障碍和畸形。多数患者查菌阴性,麻风菌素晚期反应可呈阳性或阴性。本型可自愈,亦可转变为其他型。

(2)结核样型麻风:此型麻风患者机体免疫力较强,故皮损常局限,数目少,比较稳定。不对称累及面、肩、臀、四肢等少汗易受摩擦的部位。典型皮损为较大的红色斑块,境界清楚或稍隆起,表面干燥粗糙,毳毛脱失,可覆盖鳞屑。皮损附近可摸到粗硬的皮神经,周围神经也可粗大,并致神经功能障碍,伴有明显的感觉和出汗障碍、肌肉萎缩、运动障碍及畸形;一般不累及黏膜、眼和内脏器官。查菌阴性,麻风菌素晚期反应多呈强阳性。一般经治疗后皮损消退较快,预后较好,少数患者可自愈。

(3)瘤型麻风:本型麻风患者机体抵抗力很低,故皮损数目多且对称,发展较快,受累组织器官范围较广。皮损处可查见大量细菌,麻风菌素试验阴性。

①早期:皮损为浅色、浅黄色或淡红色斑,边界模糊,广泛而对称分布于四肢伸侧、面部和躯干等。浅感觉正常或稍迟钝,有蚁行感。鼻黏膜可充血、肿胀或糜烂。

②中期:皮损分布更广泛,浸润更明显,少数皮损可形成结节。浅感觉障碍,四肢呈套状麻木,眉、发脱落明显,周围神经普遍受累,除浅感觉障碍外还可产生运动障碍和畸形。足底可见营养性溃疡,淋巴结、肝、脾等肿大,睾丸亦可受累。

③晚期:皮损呈深在性、弥漫性浸润,常伴暗红色结节,面部结节或斑块可融合成大片凹凸不平的损害,双唇肥厚,耳垂肿大,形如狮面;眉毛脱落,头发部分或大部分脱落。伴明显浅感觉及出汗障碍,周围神经受累导致面瘫、手足运动障碍和畸形、骨质疏松和足底溃疡等。淋巴结、睾丸、眼和内脏器官受累严重,睾丸可萎缩,常引起阳痿、乳房胀大、不育等。

④麻风反应:某些患者病程中可突然出现原有皮损或神经炎加重,同时出现新皮损和神经损害,并伴有畏寒、发热、乏力、全身不适、食欲减退等症状,称为麻风反应。常见诱因包括气候变化、药物、精神因素、内分泌改变(月经前后或妊娠后)、预防接种、酗酒、过度劳累、营养不良、外伤和手术治疗等。常增加患者痛苦,甚至致畸。

麻风反应分为Ⅰ、Ⅱ两型。Ⅰ型为细胞免疫型,主要发生在免疫状态不稳定的界线类(BT、BB、BL)麻风患者,其反应发生慢,消退也慢;主要表现为部分或全部皮损红肿、浸润,局部发热,多无全身症状,神经干粗大加重,有疼痛或触痛;细胞免疫反应可增强或减弱,出现升级反应或降级反应。Ⅱ型与体液免疫有关,又称血管炎型或免疫复合物型,主要见于 LL 或 BL;表现为成批出现的结节性红斑、多形红斑或坏死性红斑,伴发热、头痛、乏力等全身症状及急性虹膜睫状体炎、急性淋巴结炎、急性睾丸炎等。

（四）实验室检查

(1)组织病理:TT 主要表现为真皮小血管及神经周围有上皮样细胞浸润,抗酸染色常查不到抗酸杆菌;LL 表现为真皮内含有泡沫细胞(即麻风细胞)肉芽肿,抗酸染色显示泡沫细胞内有大量的麻风杆菌,因不侵犯真皮浅层,故表皮与真皮间有一无浸润带。

(2)麻风杆菌检查:取活动性皮损组织液印片进行抗酸染色,TT 多呈阴性,LL 多呈阳性。

(3)麻风菌素试验:用于测定机体对麻风杆菌的迟发型变态反应,TT 多呈强阳性,而 LL 多呈阴性。

（五）诊断和鉴别诊断

麻风的诊断必须根据病史、临床表现、细菌检查及组织病理检查等综合分析、慎重诊断。诊断依据:①皮损伴有感觉障碍及闭汗,或有麻木区;②周围神经受累,表现为神经干粗大伴相应功能障碍;③皮损组织切片或组织液涂片查到麻风杆菌;④病理可见特征性病变。符合上述 4 条中的 2 条或 2 条以上,或符合第 3 条者一般可确立诊断。

麻风皮损呈多形性,易与其他皮肤病相混淆,但多数皮肤病有瘙痒而无麻木、闭汗、神经粗大,麻风杆菌检查阴性。需进行鉴别的皮肤病包括寻常狼疮、结节性红斑、结节病、原发性皮肤 T 细胞淋巴瘤、环状肉芽肿、白癜风、花斑癣、体癣、固定型药疹、多形红斑、局限性硬皮病、鱼鳞病及扁平苔藓等。麻风的感觉障碍需与某些神经科疾病如股外侧皮神经炎、多发性神经炎、面神经麻痹、脊髓空洞症、周围神经损伤等进行鉴别。

（六）预防和治疗

应积极治疗麻风患者,普及防病知识,同时对密切接触者定期体检。

本病以内用药物治疗为主,多数患者对联合化疗方案敏感。

1. 联合化疗（MDT）

世界卫生组织推荐了治疗麻风的 MDT 方案。其中,多菌型成人方案为利福平600mg,每月 1 次;氨苯砜 100mg/d;氯苯齐明 300mg,每月 1 次或 50mg/d;疗程 24 个月。少菌型成人方案为利福平 600mg,每月 1 次;氨苯砜 100mg/d;疗程 6 个月。完成

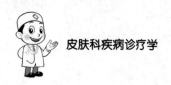

治疗的患者应继续接受防治机构的定期监测,每年做 1 次临床及细菌学检查,至少随访 5 年。

2.麻风反应的治疗

首选糖皮质激素,可用泼尼松 30~60mg/d,分次口服,随着病情缓解逐渐减量;亦可用沙利度胺,剂量可增加至 300~400mg/d,分 3~4 次口服,一般 1~3d 可控制症状,症状控制后可逐渐减至维持量 25~50mg/d。

第六章 真菌性皮肤病

真菌病是由真菌引起的感染性疾病。真菌是广泛存在于自然界的一类真核细胞生物,有真正的细胞核和细胞器,不含叶绿素,以寄生和腐生方式吸取营养,能进行有性和无性繁殖。真菌的基本形态是单细胞个体(孢子)和多细胞丝状体(菌丝)。估计全世界已记载的真菌有10万种以上,其中绝大多数对人类无害,只有少数真菌(200余种)与人类疾病有关。真菌最适宜的生长条件为温度22~36℃,湿度95%~100%,pH5.0~6.5。真菌不耐热,100℃时大部分真菌在短时间内死亡,但低温条件下可长期存活;紫外线和X射线均不能杀死真菌,甲醛、石炭酸、碘酊和过氧乙酸等化学消毒剂均能迅速杀灭真菌。

按照菌落形态,真菌可分为酵母菌和霉菌两大类,前者菌落呈乳酪样,由孢子和芽生孢子组成,后者菌落呈毛样,由菌丝组成,故又称为丝状真菌。有的致病真菌在自然界或25℃培养时呈菌丝形态,而在组织中或在37℃培养时则呈酵母形态,称为双相真菌。

人类感染的真菌主要来自外界环境并通过接触、吸入或食入而感染。少数致病真菌可直接致病,多数则在一定条件下致病,后者称为条件致病菌。根据真菌入侵组织深浅的不同,临床上把引起感染的真菌分为浅部真菌和深部真菌。

浅部真菌主要指皮肤癣菌,包括毛癣菌属、小孢子菌属和表皮癣菌属,其共同特点是亲角质蛋白,侵犯人和动物的皮肤、毛发、甲板,引起的感染统称为皮肤癣菌病,简称癣。目前浅部真菌病仍按发病部位命名(如头癣、体癣、股癣、手癣和足癣等),少数按皮损形态命名,如叠瓦癣、花斑癣。

深部真菌病一般按致病菌命名(如着色芽生菌病、念珠菌病等)。多数深部真菌

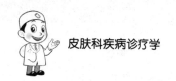

系条件致病菌,多侵犯免疫力低下者,近年来随着广谱抗生素、糖皮质激素、免疫抑制剂等使用的增多,器官移植、各种导管和插管技术的开展以及艾滋病患者的增多,条件致病菌感染也不断增加,同时还发现了许多新的致病菌种。

真菌病的实验室检查包括真菌直接镜检和培养,其结果具有诊断价值;分子生物学技术(如基因指纹图、基因探针杂交等)也已用于真菌菌种鉴定分类;极少数深部真菌目前人工培养尚不成功,这些真菌感染的组织如通过组织病理检查发现真菌也可诊断。

第一节　头癣

头癣是指累及头发和头皮的皮肤癣菌感染。

一、病因

黄癣由许兰毛癣菌感染引起;白癣主要由犬小孢子菌和石膏样小孢子菌感染引起;黑点癣主要由紫色毛癣菌和断发毛癣菌感染引起。头癣主要通过与癣病患者或患畜密切接触而传染,共用污染的理发工具、帽子、枕巾等物品也可间接传染。

二、临床表现

头癣多累及少年儿童,成人少见。根据致病菌和临床表现的不同,可将头癣分为黄癣、白癣、黑点癣、脓癣四种类型。目前黄癣已明显减少,但随着饲养宠物的增多,白癣、脓癣发病率有所增加。

(一) 黄癣

黄癣俗称"瘌痢头""秃疮"。皮损初起为针尖大小的淡黄红色斑点,覆薄片状鳞屑,以后形成黄豆大小的淡黄色痂皮,周边翘起,中央紧附着头皮形如碟状(黄癣痂),除去痂皮其下为潮红糜烂面,扩大后可融合并形成大片,严重者可覆盖整个头皮。真菌在发内生长,造成病发干燥无光泽,变脆易折断,毛囊破坏,毛发脱落并形成大片永久性秃发,愈后遗留萎缩性瘢痕。患者一般无明显自觉症状或伴轻度瘙痒,皮损处散发出特殊的鼠臭味。有些患者仅表现为炎性丘疹和脱屑而无典型黄癣痂,易误诊。许兰毛癣菌亦可侵犯皮肤和甲板而并发体癣和甲癣。

(二) 白癣

白癣皮损初起为群集的红色小丘疹,很快向四周扩大成灰白色鳞屑斑,圆形或椭圆形,而后附近出现数片较小的相同皮损。病发于高出头皮 2~4mm 处折断,残根部包绕灰白色套状鳞屑(菌鞘),后者由真菌寄生于发干而形成。患者有程度不同的瘙痒。白癣一般无炎症反应,至青春期可自愈,这与青春期皮脂腺分泌活跃,皮脂中不饱和脂肪酸对真菌生长有抑制作用。本型不破坏毛囊,故不造成永久性秃发,愈后不留瘢痕。

(三)黑点癣

黑点癣较少见,儿童及成人均可发病。皮损初起为散在的鳞屑性灰白色斑,以后逐渐扩大成片。病发刚出头皮即折断,断发残根留在毛囊内,毛囊口处断发呈黑点状,故称黑点癣。皮损炎症轻,稍痒。病程发展缓慢,可久病不愈。由于本型属发内型感染,故愈后留有局灶性脱发和点状瘢痕。

(四)脓癣

脓癣近年来有增多趋势,是亲动物性皮肤癣菌引发的头皮强烈感染性变态反应。皮损初起为成群的炎性毛囊丘疹,渐融合成隆起的炎性肿块,质地软,表面有蜂窝状排脓小孔,可挤出脓液。皮损处毛发松动,易拔出。常伴耳后、颈、枕部淋巴结肿大,轻度疼痛和压痛;继发细菌感染后可形成脓肿,亦可引起癣菌疹。由于本型可破坏毛囊,愈后常引起永久性秃发和瘢痕。

三、实验室检查

(一)真菌直接镜检

黄癣病发可见发内与毛发长轴平行的菌丝和关节孢子,黄癣痂内充满厚壁孢子和鹿角状菌丝;白癣病发可见围绕毛发排列的圆形小孢子;黑点癣病发可见发内呈链状排列的圆形大孢子。

(二)滤过紫外线灯(Wood 灯)检查

黄癣病发呈暗绿色荧光;白癣病发显示亮绿色荧光;黑点癣病发无荧光。

四、诊断和鉴别诊断

根据临床表现、真菌镜检和滤过紫外线灯检查,头癣的诊断一般不难。

本病应与脂溢性皮炎、头皮银屑病、头皮脓皮病等进行鉴别。

五、预防和治疗

对患者应做到及早发现、积极治疗,并作好消毒隔离工作;对患癣家畜和宠物应给

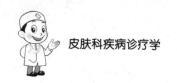

予相应处理;对托儿所、学校、理发店等应加强卫生宣传和管理。

应采取综合治疗方案。服药、搽药、洗头、剪发、消毒 5 条措施联合。

（一）服药

灰黄霉素儿童 10~20mg/（kg·d），成人 600~800mg/d，分 2~3 次口服，疗程 2~3 周;或伊曲康唑儿童 3~6mg/（kg·d），成人 200mg/d 口服，疗程 4~6 周;或特比萘芬儿童 62.5~125.0mg/d，成人 250mg/d 口服，疗程 4~6 周。

（二）搽药

可用 2%碘酊、1%联苯苄唑溶液或霜剂、5%~10%硫黄软膏、1%特比萘芬霜等外用于头皮，每天 2 次，连用 60d。

（三）洗头

用硫黄皂或 2%酮康唑洗剂洗头，每天 1 次，连用 60d。

（四）剪发

尽可能将病发剪除，每周 1 次，连续 8 周。

（五）消毒

患者使用过的毛巾、帽子、枕巾、梳子等生活用品及理发工具要煮沸消毒。

脓癣治疗同上，切忌切开。急性炎症期可短期联用小剂量糖皮质激素。继发细菌感染时可加用抗生素。

第二节　体癣和股癣

一、体癣

体癣指发生于除头皮、毛发、掌跖和甲以外其他部位的皮肤癣菌感染;股癣指腹股沟、会阴、肛周和臀部的皮肤癣菌感染，属于发生在特殊部位的体癣。

（一）病因

主要由红色毛癣菌、须癣毛癣菌、犬小孢子菌等感染引起。本病通过直接或间接接触传染，也可通过自身感染（先患手、足、甲癣等）而发生。

（二）临床表现

本病夏秋季节多发。肥胖多汗、糖尿病、慢性消耗性疾病、长期应用糖皮质激素或免疫抑制剂者为易感人群。体癣和股癣临床特点类似。

1. 体癣

皮损初起为红色丘疹、丘疱疹或小水疱,继之形成有鳞屑的红色斑片,境界清楚,皮损边缘不断向外扩展,中央趋于消退,形成境界清楚的环状或多环状,边缘可分布丘疹、丘疱疹和水疱,中央色素沉着。亲动物性皮肤癣菌引起的皮损炎症反应明显,自觉瘙痒,可因长期搔抓刺激引起局部湿疹样改变或浸润肥厚呈苔藓样变。

2. 股癣

好发于腹股沟部位,单侧或双侧发生,亦常发生于臀部。基本皮损与体癣相同,由于患处透气性差、潮湿、易摩擦,常使皮损炎症明显,瘙痒显著。

(三)诊断和鉴别诊断

根据临床表现、鳞屑直接镜检查到菌丝或孢子,体股癣诊断一般不难。

本病常需与慢性湿疹、慢性单纯性苔藓、玫瑰糠疹等进行鉴别。

(四)预防和治疗

应注意个人卫生,不与患者共用衣物鞋袜、浴盆、毛巾等,内衣应通风透气;手、足、甲癣患者应积极治疗,减少自身传染的机会;尽量不接触患畜。

本病以外用药物治疗为主,皮损广泛或外用药疗效不佳者可考虑内用药物治疗。

1. 外用药物治疗

可外用克霉唑霜、酮康唑霜、联苯苄唑霜、特比萘芬霜、复方苯甲酸擦剂、复方间苯二酚擦剂等,应强调坚持用药 2 周以上或皮损消退后继续用药 1~2 周以免复发。腹股沟部位皮肤薄嫩,应选择刺激性小、浓度较低的外用药,并保持局部清洁干燥。

2. 内用药物治疗

可口服伊曲康唑(100mg/d,顿服,疗程 15d)或特比萘芬(250mg/d,疗程 1~2周),与外用药物治疗联用可增加疗效。

二、手癣和足癣

手癣指皮肤癣菌侵犯指间,手掌、掌侧平滑皮肤引起的感染;足癣是足趾间、足跖、足跟、足侧缘的皮肤癣菌感染。

(一)病因

本病主要由红色毛癣菌、须癣毛癣菌、石膏样小孢子菌和絮状表皮癣菌等感染引起,其中红色毛癣菌占 50%以上。本病主要通过接触传染,用手搔抓患癣部位或与患者共用鞋袜、手套、浴巾、脚盆等是主要传播途径。

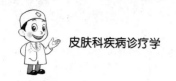

（二）临床表现

手足癣(特别是足癣)是最常见的浅部真菌病,在全世界广泛流行,我国江淮流域以南地区发病较北方多。夏秋季发病率高,常表现为夏重冬轻或夏发冬愈。多累及成年人,男女比例无明显差别。皮损多由一侧传播至对侧。根据临床特点,手足癣可分为三种类型:

1. 水疱鳞屑型

好发于指(趾)间、掌心,足跖及足侧。皮损初起为针尖大小的深在水疱,疱液清,壁厚而发亮,不易破溃,水疱散在或群集,可融合成多房性大疱,撕去疱壁露出蜂窝状基底及鲜红的糜烂面。瘙痒明显。水疱经数天后干涸,呈现领圈状或片状脱屑,皮损不断向周围蔓延,病情稳定时以脱屑为主。

2. 角化过度型

好发于足跟及掌跖部。局部多干燥,皮损处角质增厚,表面粗糙脱屑,纹理加深,易发生皲裂、出血,皮损还可向足背蔓延。一般无瘙痒,有皲裂时疼痛。

3. 浸渍糜烂型

好发于指(趾)缝,尤以第3~4和第4~5指(趾)间多见。表现为皮肤浸渍发白,表面松软易剥脱并露出潮红糜烂面甚至裂隙。有不同程度的瘙痒,继发细菌感染时有恶臭味。

本病常以一种类型为主或几种类型同时存在,亦可从一型转向另一型,如夏季表现水疱鳞屑型,冬季则表现为角化过度型。治疗不彻底是导致其迁延不愈的主要原因之一。

足癣(尤其浸渍糜烂型)易继发细菌感染,出现脓疱、溃疡,并继发急性淋巴管炎、淋巴结炎、蜂窝织炎或丹毒,炎症反应明显时还可引发癣菌疹。

（三）诊断和鉴别诊断

根据手足癣临床表现,结合真菌镜检或培养可明确诊断。

本病有时需与湿疹、汗疱疹、掌跖脓疱病等进行鉴别。掌跖脓疱病是在红斑上出现小而深的无菌性脓疱,数天后干涸脱屑,可自行消退,反复发作,对称发生于掌、跖部,指(趾)间受累罕见,真菌镜检阴性。

（四）预防和治疗

应注意及时、彻底地治疗浅部真菌病,消灭传染源;穿透气性好的鞋袜,保持足部干燥;日常生活中还应避免酸碱物质对手部皮肤的损伤;不共用鞋袜、浴盆、脚盆等生活用品;伴甲真菌病者应同时治疗甲癣,以免互相感染。

本病以外用药物治疗为主,治疗成功的关键在于坚持用药,疗程一般需要 1~2 个月;角化过度型手足癣或外用药疗效不佳者可考虑内用药物治疗。

1. 外用药物治疗

应根据不同临床类型选择不同的处理方法,如水疱鳞屑型应选择刺激性小的霜剂和水剂(如联苯苄唑霜或溶液等);浸渍糜烂型者给予醋酸铅溶液、硼酸溶液等湿敷,待渗出不多时再给予粉剂(如枯矾粉、咪康唑粉等),皮损干燥后再外用霜剂、水剂等,不宜用刺激性大、剥脱性强的药物;角化过度型无皲裂时可用剥脱作用较强的制剂(如复方苯甲酸软膏或酊剂等),有皲裂时应选用较温和的制剂(如特比萘芬软膏等),必要时可采用封包疗法。

2. 内用药物治疗

可口服伊曲康唑(100mg/d,顿服,疗程 15d)或特比萘芬(250mg/d,疗程 4 周)。足癣继发细菌感染时应联用抗生素,同时局部用 0.1% 利凡诺尔或 1:5000 高锰酸钾溶液湿敷;引发癣菌疹时,应在积极治疗活动性病灶的同时给予抗过敏药物。

三、甲真菌病

由各种真菌引起的甲板或甲下组织感染统称为甲真菌病,而甲癣特指皮肤癣菌所致的甲感染。

(一)病因

主要由皮肤癣菌感染引起,其次为酵母菌和非皮肤癣菌性霉菌。皮肤癣菌包括红色毛癣菌、须癣毛癣菌、絮状表皮癣菌,其中红色毛癣菌占首位,近来报道苏丹毛癣菌是甲内型感染的致病菌;酵母菌主要是念珠菌、马拉色菌;其他霉菌包括柱顶孢霉、短帚霉等。同一病甲偶可感染两种或两种以上的致病真菌。

甲真菌病多由手足癣直接传染,易感因素有遗传因素、系统性疾病(如糖尿病)、局部血液或淋巴液回流障碍、甲外伤或其他甲病等。

(二)临床表现

甲真菌病在皮肤癣菌病中约占 30%,而手足癣患者中约 50% 伴有甲真菌病,患病率随年龄增长而增高。根据真菌侵犯甲的部位和程度不同,可分为以下几种类型:

1. 白色浅表型(SWO)

致病真菌从甲板表面直接侵入引起。表现为甲板浅层有点状或不规则片状白色浑浊,甲板表面失去光泽或稍有凹凸不平。

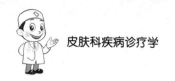

2. 远端侧位甲下型(DLSO)

多由手足癣蔓延而来。真菌从一侧甲廓侵犯甲的远端前缘及侧缘并使之增厚、灰黄浑浊,甲板表面凹凸不平或破损。

3. 近端甲下型(PSO)

多通过甲小皮而进入甲板及甲床。表现为甲半月和甲根部粗糙肥厚、凹凸不平或破损。

4. 全甲毁损型(TDO)

是各型甲真菌病发展的最终结果。表现为整个甲板被破坏,呈灰黄、灰褐色,甲板部分或全部脱落,甲床表面残留粗糙角化堆积物,甲床亦可增厚、脱屑。

本病病程缓慢,若不治疗可迁延终生。一般无自觉症状,甲板增厚或破坏可影响手指精细动作。偶可继发甲沟炎,出现红肿热痛等感染表现。

(三)诊断和鉴别诊断

根据甲变色、无光泽、增厚破损,结合真菌镜检阳性即可确诊,必要时做真菌培养。

本病需与甲营养不良、银屑病、扁平苔藓、慢性湿疹等所致甲病及甲下疣、甲下肿瘤等进行鉴别。

(四)预防和治疗

因药物不易进入甲板且甲生长缓慢,故治疗较为困难,其关键在于坚持用药。

1. 外用药物治疗

常用于表浅和未累及甲根的损害。先用小刀或指甲锉尽量去除病甲,再涂 30% 冰醋酸溶液或 3%~5% 碘酊,每天 2 次,疗程 3~6 个月,直至新甲生成为止;亦可采用 40% 尿素软膏封包使病甲软化剥离,再外用抗真菌制剂;8% 环吡酮、5% 阿莫罗芬甲涂剂可在甲表面形成药膜,利于药物穿透甲板。手术拔甲痛苦及损伤大,目前较少采用。

2. 内用药物治疗

可用伊曲康唑间歇冲击疗法(400mg/d,分 2 次口服,每月服药 1 周为 1 个疗程),指甲受累需 2~3 个疗程,趾甲受累需 3~4 个疗程;也可用特比萘芬 250mg/d 口服,指甲受累疗程 4 周,趾甲受累疗程 6 周,与外用药物联用可提高疗效。

四、癣菌疹

癣菌疹是皮肤癣菌感染灶出现明显炎症时,远隔部位皮肤发生的多形性皮损,是机体对真菌代谢产物的一种变态反应。

(一)病因和发病机制

皮肤癣菌感染人体后,如炎症强烈,其代谢产物可进入血液循环,并作为抗原刺激机体产生抗体和致敏淋巴细胞,导致皮肤损害的发生。用癣菌素作皮内试验,可出现风团样速发反应和结核菌素样迟发反应;动物实验发现癣菌疹的病理变化是血管内皮损伤和出血性炎症,与异型蛋白引起者类似。亲动物性皮肤癣菌比亲人性皮肤癣菌更易导致癣菌疹的发生。

(二)临床表现

本病多见于夏秋季节,常发生于各种皮肤癣菌病急性炎症期,以浸渍糜烂型足癣和足癣继发细菌感染最多见。癣菌疹临床表现复杂,常见类型有 3 种。

1.疱疹型

最多见。常突然对称性发生于掌心、指侧。皮损为呈米粒大小的水疱,疱液清,壁厚,周围无红晕,严重时掌跖、手足背均可出现水疱甚至大疱。自觉瘙痒和灼热。随原发感染灶的消退,水疱可干涸、脱屑而消退,病灶不愈时可反复发作。

2.湿疹样型

对称分布于足背、小腿或四肢。皮损为丘疹、红斑、渗出、糜烂。

3.丹毒样型

分布于单侧或双侧下肢。皮损为轻度水肿性红斑,散在数片或融合成大片,类似于丹毒但无明显红肿热痛。

此外癣菌疹还可表现为多形红斑、结节性红斑或荨麻疹样皮损。

(三)诊断和鉴别诊断

癣菌疹常与汗疱疹、湿疹、丹毒等相混淆,诊断与鉴别诊断的主要依据有:①发生于皮肤癣菌感染灶炎症明显时,并随炎症消退而消退;②起病急,皮损多形性,常对称分布;③皮损真菌检查阴性;④皮肤癣菌素试验阳性。

(四)预防和治疗

首先应积极处理原发感染灶。内用药物以抗组胺药为主,局部可外用炉甘石洗剂或糖皮质激素霜剂。

五、花斑癣

花斑癣又名汗斑,是马拉色菌侵犯皮肤角质层所致的表浅真菌感染。

(一)病因

马拉色菌又称糠秕孢子菌,属嗜脂酵母,是常见的人体寄居菌,仅在某些特殊情况

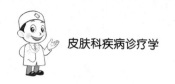

下由孢子相转为菌丝相并引起花斑癣。发病与高温潮湿、多脂多汗、营养不良、慢性疾病及应用糖皮质激素等因素有关,可能具有遗传易感性。

(二)临床表现

本病好发于青壮年男性的颈、前胸、肩背、上臂、腋窝等皮脂腺丰富的部位。皮损初起为以毛孔为中心、境界清楚的点状斑疹,可为褐色、淡褐色、淡红色、淡黄色或白色,渐增大至甲盖大小,圆形或类圆形,邻近皮损可相互融合成不规则大片状,表面覆以糠秕状鳞屑。一般无自觉症状,偶有轻痒。病程慢性,一般冬轻夏重,如不治疗常持续多年,传染性较弱。

(三)实验室检查

直接镜检可见呈葡萄状簇集分布的圆形或卵圆形孢子和短粗、两头钝圆的腊肠形菌丝。标本在含植物油的培养基上37℃培养3d,有奶油色酵母菌落生成。Wood灯下皮损呈棕黄色荧光。

(四)诊断和鉴别诊断

根据临床表现结合实验室检查,本病易诊断。

有时需与白癜风、玫瑰糠疹、脂溢性皮炎等进行鉴别。

(五)预防和治疗

患者应勤洗澡、勤换衣物,内衣应煮沸消毒。

本病以外用药治疗为主,可用联苯苄唑溶液或霜、咪康唑霜、克霉唑霜、复方间苯二酚擦剂等,20%~40%硫代硫酸钠溶液、2.5%硫化硒、2%酮康唑洗剂洗澡时外用也有效。皮损面积大、单纯外用疗效不佳者可口服抗真菌药(如伊曲康唑200mg/d,疗程1~3周)。

六、马拉色菌毛囊炎

马拉色菌毛囊炎过去称糠秕孢子菌毛囊炎,是由马拉色菌引起的毛囊炎症。

(一)病因

适宜条件下,马拉色菌在毛囊内大量繁殖,其脂肪分解酶将毛囊部位的甘油三酯分解成游离脂肪酸,后者可刺激毛囊口产生较多脱屑并阻塞开口,使皮脂潴留,加之游离脂肪酸的刺激,致毛囊扩张破裂,导致毛囊内容物释放入周围组织产生炎症反应。

(二)临床表现

本病多累及中青年,男性多于女性。好发于颈、前胸、肩背、腹等部位。典型皮损为毛囊性丘疹、脓丘疱疹或小脓疱,半球形,直径 2~4mm,周边有红晕,可挤出粉脂状物质,常数十至数百个密集或散在分布。有不同程度的瘙痒,出汗后加重。患者常存在多汗、油脂溢出,可合并花斑癣和脂溢性皮炎。

（三）诊断和鉴别诊断

根据典型皮损、真菌镜检或培养阳性,本病易于诊断。

本病需与痤疮、细菌性毛囊炎等进行鉴别。

（四）预防和治疗

应尽量去除诱因,治疗原则基本同花斑癣。由于本病部位较深,应选择渗透性好的外用抗真菌药（如 50%丙二醇、联苯苄唑溶液或霜）,亦可辅以 2%酮康唑洗剂或 2.5%硫化硒香波洗澡。对皮损广泛、炎症较重且外用药物治疗效果不好时,可联合口服抗真菌药（如伊曲康唑间歇冲击疗法 1~2 个疗程）。

七、念珠菌病

念珠菌病（candidiasis）是由念珠菌属的一些致病菌种引起的感染,可引起皮肤黏膜的浅表感染,也可引起内脏器官的深部感染。

（一）病因

主要的病原微生物是白念珠菌,其次为光滑念珠菌、克柔念珠菌、热带念珠菌、乳酒念珠菌、季也蒙念珠菌、近平滑念珠菌、葡萄牙念珠菌等。

念珠菌是人类最常见的条件致病菌,感染的发生取决于真菌毒性和机体抵抗力两方面。寄居状态下念珠菌呈孢子相,条件适宜时可转变为菌丝相,后者可分泌一些胞外蛋白酶,促进其对上皮的黏附能力;白念珠菌分泌的天冬氨酸蛋白酶还可降解皮肤角蛋白、抑制宿主的 SIgA,促进菌体对组织的入侵和扩散。宿主方面的易感因素有:①各种原因所造成的皮肤黏膜屏障保护作用降低;②长期、滥用广谱抗生素造成体内菌群失调;③内分泌紊乱造成机体内环境变化;④原发和继发的免疫功能下降。

（二）临床表现

念珠菌病的临床表现多种多样,根据感染部位的不同,可归纳为皮肤黏膜念珠菌病和深部念珠菌病两大类,每一类又可分为许多临床类型。

1. 皮肤念珠菌病

（1）念珠菌性间擦疹:好发于肥胖多汗者和糖尿病患者的腹股沟、会阴、腋窝、乳房下等皱褶部位,从事水中作业者常发生于指间（尤其第 3~4 指间）。皮损为局部潮红、浸渍、糜烂,界限清楚,边缘附着鳞屑,外周常有散在炎性丘疹、丘疱疹及脓疱。自觉瘙痒或疼痛。

(2)慢性皮肤黏膜念珠菌病:是一种少见的慢性复发性念珠菌感染,多从幼年起病,常伴有内分泌及免疫功能异常,缺铁性贫血及维生素缺乏。好发于头皮、颜面及四肢。皮损初起为丘疹、红斑,上附鳞屑,逐渐形成肉芽增生性斑块或疣状结节,表面覆盖蛎壳状污褐色痂,黏着不易去除,周围有暗红色炎性浸润,掌跖损害呈弥漫性角质增厚。黏膜损害表现为口角糜烂、口腔黏膜白斑,偶可累及咽喉、食管黏膜,影响吞咽。甲、阴部亦可受累。

(3)念珠菌性甲沟炎及甲真菌病:多累及浸水工作者和糖尿病患者。好发于手指和指甲。甲沟炎表现为甲沟红肿,有少量溢出液但不化脓,甲小皮消失,重者可引起甲床炎,自觉痛痒;甲真菌病表现为甲板增厚浑浊,出现白斑、横沟或凹凸不平,但甲表面仍光滑,甲下角质增厚堆积或致甲剥离。

(4)念珠菌性肉芽肿:又称深在性皮肤念珠菌病,是一种少见的临床类型。多累及免疫力低下的婴儿或儿童,尤其是细胞免疫缺陷者,亦见于长期应用糖皮质激素和免疫抑制剂的成年患者。好发于头皮、面、甲沟等部位。皮损为血管丰富的丘疹、水疱、脓疱和斑块,表面覆盖很厚的黄褐色黏着性痂屑,少数皮损呈皮角样角质增生,去除角质增生后基底为肉芽组织。

2. 黏膜念珠菌病

(1)口腔念珠菌病:以急性假膜性念珠菌病(又称鹅口疮)最常见。多累及老人、婴幼儿及免疫功能低下者(尤其艾滋病患者),新生儿可通过母亲产道被感染。一般起病急、进展快,在颊黏膜、上颚、咽、齿龈、舌等黏膜部位出现凝乳状白色斑片,紧密附着于黏膜表面,不易剥除(假膜),用力剥离后露出糜烂性潮红基底。

老年人尤其镶假牙者可发生慢性增生性口腔念珠菌病,表现为增生性白斑。念珠菌性口角炎常与鹅口疮或其他类型念珠菌病伴发,表现为口角潮红、皲裂。

(2)外阴阴道念珠菌病:多累及育龄期妇女,可通过性接触传染。表现为外阴及阴道黏膜红肿,白带增多,呈豆渣样、凝乳块状或水样,带有腥臭味。自觉瘙痒剧烈或灼痛。部分患者可反复发作称复发性外阴阴道炎,妊娠、糖尿病、长期应用广谱抗生素及耐药性的产生等是复发因素。

(3)念珠菌性包皮龟头炎:多累及包皮过长或包茎的男性,可通过性接触传染。表现为包皮内侧及龟头弥漫性潮红,附着乳白色斑片,或分布许多针帽大小的红色小丘疹,伴有脱屑,可波及阴囊产生红斑和脱屑。自觉瘙痒或无明显自觉症状。

3. 内脏念珠菌病

根据念珠菌侵犯脏器的不同而具有不同的临床表现。

消化道念珠菌病最常见,可由口咽念珠菌下行感染而来,好发于食管和肠道。食管炎表现为黏膜白色假膜、表浅溃疡、黏膜粗糙增厚等,导致吞咽困难或疼痛;肠炎表现为腹痛、腹泻,大便呈黄绿色水样、豆渣样或泡沫样。

呼吸道念珠菌病多为继发感染,常表现为支气管炎、肺炎。主要表现为低热、咳嗽,咳黏稠胶状痰,偶带血丝,重者呼吸困难、高热、胸痛、双肺可闻及湿性啰音,可发展为胸膜炎、胸腔积液及肺空洞形成。

免疫力低下或免疫缺陷者还可发生念珠菌性菌血症,引起肾盂肾炎、膀胱炎、腹膜炎、心内膜炎等,严重者可累及肝脾等多脏器导致死亡。

(三)诊断和鉴别诊断

念珠菌病的临床表现多种多样,因而诊断应根据相应临床特点并结合真菌学检查。鉴于念珠菌是人体常驻菌,所以来自皮肤、黏膜、痰、粪的标本培养阳性或镜检只见到少数孢子时,只能说明有念珠菌存在,不能诊断为念珠菌病,只有镜检看到大量出芽孢子、假菌丝或菌丝,才说明该菌处于致病状态。若血液、密闭部位的体腔液、深部组织标本培养出念珠菌可确诊为深部感染,通过形态学和生化试验可做出菌种鉴定。必要时做病理检查,发现真菌侵入组织可做出诊断。

念珠菌性间擦疹应与湿疹进行鉴别;念珠菌性尿布疹应与尿布皮炎、红痱进行鉴别;念珠菌性甲沟炎应与细菌性甲沟炎进行鉴别;念珠菌性肉芽肿及慢性皮肤黏膜念珠菌病应与暗色真菌引起的增生性皮损进行鉴别;慢性增生性口腔念珠菌病应与口腔扁平苔藓及黏膜白斑进行鉴别;念珠菌性阴道炎应与细菌性、滴虫性阴道炎进行鉴别。真菌学检查是以上鉴别诊断的主要手段。

(四)预防和治疗

治疗原则为去除促发因素、保持皮肤清洁干燥、积极治疗基础疾病,必要时应加强支持疗法。

1. 外用药物治疗

主要用于皮肤黏膜浅部感染。口腔念珠菌病可外用1%甲紫溶液或制霉菌素溶液(10万 U/ml),也可用1%~3%克霉唑液含漱;皮肤间擦疹和念珠菌性龟头炎可外用抗真菌溶液或霜剂;阴道念珠菌病根据病情选用制霉菌素、克霉唑或咪康唑栓剂。

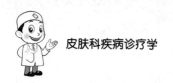

2. 内用药物治疗

主要用于大面积和深部皮肤念珠菌病、复发性生殖器念珠菌病、甲沟炎及甲念珠菌病。外阴阴道念珠菌病、龟头炎可用氟康唑 150mg 单剂口服，或 150mg/d，疗程 3d，也可用伊曲康唑 200mg/d，疗程 1~3 周；甲念珠菌病、慢性皮肤黏膜念珠菌病需根据病情用药 2~3 个月或更长；肠道念珠菌病首选制霉菌素口服；呼吸道及其他脏器念珠菌病可用氟康唑 200~400mg/d，疗程 4 周，也可用两性霉素 B，与 5-氟胞嘧啶联用有协同作用。

八、着色芽生菌病

着色芽生菌病是由一组暗色真菌引起的皮肤和皮下组织感染。

(一)病因

主要由裴氏着色霉、紧密着色霉、疣状瓶霉和卡氏枝孢霉引起。这些真菌生存于泥土和腐烂的植物上，当其孢子从皮肤破损处植入可引起感染。

(二)临床表现

本病在世界各地均有报道，但以热带和亚热带地区发病率高。我国以山东和河南省患者较多。患者以农业、林业劳动者为主，近年来有器官移植后继发本病的报道。

本病可累及各年龄组，以中青年多见，男性多于女性。皮损好发于暴露部位，尤以足、小腿和手臂多见，亦有发生于面、耳、胸、肩、臀部者。皮损初起为真菌侵入处的单个炎性丘疹，逐渐扩大并形成暗红色结节或斑块，表面呈疣状、菜花状或覆盖污褐色痂，痂上有散在的针帽大小黑褐色小点，痂下常有脓液溢出，揭开痂后可见颗粒状或乳头状肉芽，肉芽之间常有脓栓，在斑块或结节周围呈暗红色炎性浸润带。自觉轻度或无瘙痒，继发细菌感染或溃疡时有疼痛。病程进展缓慢，皮损可发展成乳头状瘤或斑块状、疣状皮肤结核样、梅毒树胶肿样、银屑病样、足菌肿或象皮肿样皮损。病变偶可侵及黏膜。甲受累常因甲周损害波及甲床而引起，表现为甲床变厚、浑浊或明显嵴状隆起，甲下鳞屑堆积。

本病晚期可沿周围淋巴管播散，出现卫星状皮损，亦可经血行播散引起泛发性皮损。偶有在慢性溃疡基础上发生鳞状细胞癌者。一般不侵及肌肉和骨骼，但可因关节部位皮损产生的瘢痕挛缩造成关节强直畸形、肌肉萎缩、骨质疏松等继发损害。

(三)组织病理

表皮角化过度，棘层增厚，有时呈假性上皮细胞瘤样增生，表皮内有炎性细胞浸润和以中性粒细胞为主的小脓肿形成；真皮浅层有广泛的炎性浸润，在异物巨细胞内和小脓肿处可见厚壁孢子。

(四)诊断和鉴别诊断

根据外伤部位发生慢性化脓性肉芽肿或疣状皮损,结合直接镜检查到单个或成群的棕黄色厚壁孢子可诊断,真菌培养可明确致病菌种。

本病早期应与固定型孢子丝菌病、皮肤结核、皮肤黑热病、南美及北美芽生菌病等进行鉴别,主要鉴别要点在于真菌学检查和组织病理检查。

(五)预防和治疗

本病早期诊断、早期治疗者易治愈,病变范围较大并形成肥厚瘢痕者则治疗困难。

1. 局部治疗

小面积皮损可用直接切除、CO_2激光、电灼、电凝固、冷冻等方法,较大面积皮损切除后需植皮,但应防止术中污染而引起播散;局部蜡疗、辐射热等方法将局部加温至40~50℃可抑制真菌生长,与其他治疗方法联用可提高疗效。

2. 外用药物治疗

外用含渗透剂的抗真菌药物有效,也可病灶内注射两性霉素 B 1~3mg/ml,每周1~2 次。

3. 内用药物治疗

两性霉素 B、5-氟胞嘧啶、酮康唑、氟康唑、伊曲康唑等药物对多数患者有良效,但对皮损广泛且有肥厚瘢痕生成者欠佳,用药时间需延长。

九、孢子丝菌病

孢子丝菌病是由申克氏孢子丝菌及其卢里变种引起的皮肤、皮下组织、黏膜和局部淋巴系统的慢性感染,偶可播撒至全身引起多系统损害。

(一)病因

孢子丝菌一般生存在土壤和植物上(我国主要是申克氏孢子丝菌),人的皮肤接触带菌植物或土壤后可引起感染。

(二)临床表现

本病遍布世界,我国南方多见,在黑龙江、吉林省的沼泽和芦苇生长区有小范围流行,多累及矿工和造纸工人。本病一般可分为四型:

1. 局限性皮肤型

亦称固定型。好发于面、颈、躯干和手背,常局限于初发部位。皮损呈多形性,可

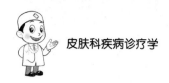

见丘疹、脓疱、疣状结节、浸润性斑块、脓肿、溃疡、肉芽肿、痤疮样、脓皮病样或呈坏疽性皮损。

2. 皮肤淋巴管型

较常见。原发皮损常在四肢远端,孢子由外伤处植入,经数日或数月后局部出现一皮下结节,进而表面皮肤呈紫红色,中心坏死形成溃疡,有稀薄脓液或覆有厚痂(孢子丝菌性初疮),数天乃至数周后,沿淋巴管向心性出现新的结节,排列成串,可延伸至腋下或腹股沟淋巴结,但引起淋巴结炎者甚少。旧皮损愈合的同时新皮损不断出现,病程延续数月乃至数年。

3. 皮肤播散型

可继发于皮肤淋巴管型或由自身接种所致,于远隔部位出现多发性实质性皮下结节,继而软化形成脓肿,日久可溃破,皮损也可表现为多形性。

4. 皮肤外型

又称内脏型或系统性孢子丝菌病,多累及免疫力低下者,多由血行播散引起,吸入孢子可发生肺孢子丝菌病,还可侵犯骨骼、眼、中枢神经系统、心、肝、脾、胰、肾、睾丸及甲状腺等器官。

(三)组织病理

早期病变表现为真皮非特异性肉芽肿;成熟皮损中央为化脓区,周围由组织细胞、上皮细胞和多核巨细胞组成的结核样结构,外层呈梅毒树胶肿样,为浆细胞、淋巴细胞浸润。PAS染色可见圆形、雪茄形孢子和星状体。

(四)实验室检查

病灶组织液、脓液或坏死组织涂片,革兰染色或PAS染色,高倍镜下可见G+或PAS阳性的卵圆形或梭形小体;真菌培养可见初为乳白色酵母样菌落,以后成为咖啡色丝状菌落。

(五)诊断和鉴别诊断

根据临床表现、真菌培养和组织病理检查可明确诊断。

本病需与皮肤结核、着色芽生菌病、梅毒树胶肿、脓皮病及皮肤肿瘤等进行鉴别。

(六)预防和治疗

流行区应对污染的腐物、杂草焚烧清除,尽量消除传染源;从事造纸、农牧业的人员应做好个人防护,切断传染途径;一旦发生皮肤外伤,要及时处理,以免感染。

1. 内用药物治疗

碘化钾是治疗孢子丝菌病的首选药,常用 10% 碘化钾溶液 30ml/d,分 3 次口服,若无不良反应可逐渐增加至 60~90ml/d,儿童用量酌减,疗程一般为 2~3 个月,皮损消退后需继续服药 3~4 周以防复发。碘过敏者可用特比萘芬、伊曲康唑、氟康唑等药物口服,病情严重者可用两性霉素 B 静滴。

2. 外用药物治疗

局部温热疗法可控制组织内真菌生长,温度应为 40~43℃,早晚各 1 次,每次 30min,部分患者可在 1~4 个月内治愈。

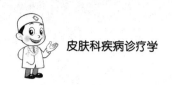

第七章　动物性皮肤病及职业性皮肤病

第一节　动物性皮肤病

可引起人类皮肤病的动物有很多种,最常见的有螨、蚊、蠓、臭虫、蚤、蜂、隐翅虫等节肢动物,其次为血吸虫、钩虫等蠕虫、利什曼原虫以及水母、海葵等水生生物。动物性皮肤病的发病机制主要有:①口器叮咬或尾钩造成的机械性损伤;②虫体表面的刺毛、鳞片、分泌物、排泄物及毒液刺激皮肤引起的局部或全身症状;③昆虫的毒液或唾液内所含的多种抗原引起的Ⅰ型变态反应;④昆虫的口器留在组织内或寄生虫直接钻入皮肤后作为异物引起的肉芽肿性反应。

一、疥疮

疥疮是由疥螨引起的接触传染性皮肤病。

（一）病因和发病机制

疥螨是一种表皮内寄生虫,分为人型疥螨和动物疥螨两大类,人的疥疮主要由人型疥螨引起。人型疥螨呈扁平椭圆形,腹侧前后各有两对足,雌虫体长约 0.3 ~ 0.5mm,雄虫较小,在交配后不久即死亡,雌虫受精后钻入皮肤角质层内,掘成隧道并在其内产卵,产卵 40 ~ 50 个后死于隧道内,虫卵经 3 ~ 4d 孵化成幼虫,再经 2 ~ 3d 变为若虫,后者经过二次蜕皮变为成虫。疥螨离开人体后可存活 2 ~ 3d。

疥螨在皮肤角质层内掘凿隧道引起的机械性刺激、疥螨分泌的毒液及排泄物刺激皮肤引起的变态反应以及雌疥螨滞留在皮肤角质层内引起异物反应均可导致皮肤剧烈瘙痒。本病主要通过直接接触(如身体接触、握手等)传染,接触被污染的被褥、衣物等也可造成间接传染。

（二）临床表现

疥螨好发于皮肤薄嫩部位(如指缝、腕部、肘窝、腋窝、乳房下、脐周、下腹部、股内侧和外生殖器等部位),成年人头面部和掌跖部不易受累,而婴幼儿任何部位均可受累。皮损为米粒大小的丘疹、丘疱疹和灰白色或浅灰色线状隧道,丘疹为正常肤色或淡红色,反应剧烈者其顶端可出现脓疱;男性患者病程长或疥疮活跃时可在阴囊、阴茎、龟头等部位出现直径3~5mm的暗红色结节(疥疮结节),是疥螨引起的皮肤良性淋巴细胞增生性反应。自觉剧烈瘙痒,尤以晚间为甚。久病者常因搔抓而出现湿疹样变或继发脓皮病、淋巴结炎;婴幼儿偶可发生以大疱为主的大疱性疥疮。本病多发生于冬季,病程长短不一,有的可迁延数月。

身体虚弱、感觉神经病变、麻风和艾滋病患者可发生结痂型疥疮(也称挪威疥或角化型疥疮),与患者免疫功能异常有关,表现为大量结痂、脱屑,有时呈红皮病样外观,脱痂中有大量疥螨,传染性极强。

（三）诊断和鉴别诊断

根据接触史、典型临床表现结合疥螨检查一般可确诊。

本病需与痒疹、虱病、丘疹性荨麻疹、皮肤瘙痒病等进行鉴别。

（四）预防和治疗

应注意个人卫生,勤洗澡、勤晒被褥;患者应及时隔离,家庭或集体宿舍中的患者应同时治疗;污染物品应煮沸消毒或在日光下暴晒以杀灭疥螨。

本病以外用药物治疗为主,常用的外用药物有：

（1）10%~20%硫黄软膏(婴幼儿用5%):洗澡后除头面部外涂布全身,每天1~2次,连用3~4d为1个疗程,治疗过程中不洗澡、不更衣,治疗后1~2周内如有新疹发生需重复治疗。

（2）10%~25%苯甲酸苄酯乳膏:杀虫力强,每天外用1~2次,2~3d为1个疗程。

（3）1%γ-666霜:杀虫作用强但有毒性,一般只外用一次,成人用量不能超过30克,儿童、孕妇和哺乳期妇女禁用。

（4）疥疮结节可外用糖皮质激素或焦油凝胶,也可皮损内注射泼尼松龙混悬液,如继发化脓性感染应同时抗感染治疗。

瘙痒严重者可于睡前口服镇静止痒药。

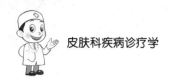

二、螨皮炎

螨皮炎是因螨叮咬或接触其分泌物而引起的一种急性皮炎。

(一)病因和发病机制

螨的种类有几十万种之多,广泛存在于自然界,可引起本病的有寄生于植物的蒲螨(也称袋形虱螨)、沙螨(恙螨)、寄生于鸡、鸟的禽螨、寄生于啮齿动物的鼠螨以及以腐败有机物为食的粉螨等。蒲螨常栖在谷物,其头部针头刺器叮咬谷类收割者皮肤时可引起皮炎,故又称谷痒症;沙螨能分泌含消化酶的唾液消化浅表皮肤,吸收营养,叮咬皮肤时也可引起皮炎,并可通过唾液使人感染恙虫病、流行性出血热、回归热、弓形虫病等;禽螨、鼠螨在春秋繁殖高峰期会离开宿主,叮咬人类引起皮炎。一般认为本病的发生与皮肤对螨分泌物的过敏反应有关。

(二)临床表现

本病好发于夏秋温暖潮湿季节。开始好发于接触部位或暴露部位,可逐渐累及全身,但仍以颈、躯干为主。皮损为叮咬部位的水肿性红斑、斑丘疹、丘疱疹或风团样丘疹、瘀斑,有时可见大疱,皮损中央可见针尖大小的"咬痕"。自觉奇痒,常伴有抓痕和血痂。少数患者可出现头痛、发热、乏力、关节痛等全身症状,个别患者可出现哮喘、蛋白尿或嗜酸性粒细胞增高。几天后皮损可自行消退,遗留暂时性色素沉着。

(三)诊断和鉴别诊断

根据典型临床表现诊断一般不难,若在接触物上找到螨虫即可确诊。

本病需与疥疮、水痘等进行鉴别。

(四)预防和治疗

应注意居室、仓库、货柜和谷物的通风干燥,必要时置于日光下暴晒,发现螨虫应及时喷洒杀虫剂,接触农作物时应注意个人防护。

可外用1%～2%薄荷、酚炉甘石洗剂或5%樟脑乙醇,皮损广泛者可外用糖皮质激素,同时内服抗组胺药;继发感染时应抗感染治疗。

三、毛虫皮炎

毛虫皮炎是指毛虫的毒毛或毒刺刺伤皮肤后,其上毒液引起的瘙痒性、炎症性皮肤病。

(一)病因和发病机制

毛虫的种类很多,常见的有寄生于松树的松毛虫、寄生于桑树和果树的桑毛虫、寄生于茶树的茶毛虫和寄生于树林、草地的刺毛虫。

毛虫身体表面都有几万至数百万根毒毛或刺毛,其中央为空心管道,内含激肽、脂酶及其他肽类物质的毒液,刺毛虫的毒液含斑蝥素。当毒毛接触并刺伤皮肤时便释放出毒液,引起刺激性皮炎,皮肤接触被毒毛或毒液污染的物品时也可引起皮炎改变。

(二)临床表现

本病好发于夏秋季,干燥、大风季节可流行,桑树、松树及各种果树园毛虫较多,野外活动和树下乘凉的人群易患此病。好发于颈、肩、上胸和四肢屈侧。表现为接触毒毛数分钟至数小时后,首先在接触部位出现剧痒,继而出现绿豆至黄豆大小水肿性红斑、风团、丘疹、斑丘疹、丘疱疹或水疱,皮损中央有时可见一针尖大小、深红色或黑色点,皮损可数个至数百个不等。晚间瘙痒更为严重。一般全身症状轻微,重者可出现低热等全身症状。病程一般为 1 周,如反复接触毒毛或搔抓则使病程延长。若毒毛进入眼内或附着于眼睑因揉搓而进入眼内,则可引起急性结膜炎、角膜炎,甚至导致失明;部分患者可累及骨和关节,多以单个手足小关节为主,表现为关节红肿疼痛,活动受限,一般 3~7d 后逐渐消退,少数可延至数周或数月,反复发作者可形成关节畸形。

(三)诊断和鉴别诊断

根据好发季节、好发人群和临床特点一般可做出诊断,若用透明胶带反复黏取皮损处并放置于显微镜下查到毒毛即可确诊。

合并关节表现者应与风湿、类风湿等其他原因引起的关节炎进行鉴别。

(四)预防和治疗

积极消灭成蛾及其幼虫并加强个人防护,野外作业应穿长袖衣裤并扎好裤腿和袖口,必要时应戴帽子、口罩和风镜。

接触毒毛或其污染物后立即用碱性溶液擦洗,或用透明胶带、胶布反复黏取皮损部位的毒毛,避免热水烫洗。局部可外用 1% 薄荷或酚炉甘石洗剂;瘙痒严重者可口服抗组胺药,全身症状明显者可口服糖皮质激素;对松毛虫引起的关节炎可给予抗炎、镇痛治疗。

四、隐翅虫皮炎

隐翅虫皮炎是由于皮肤接触隐翅虫毒液引起的皮肤炎症。

(一)病因和发病机制

隐翅虫属昆虫纲、鞘翅目、隐翅虫科,是一种蚁形小飞虫,种类很多,其中有致病作

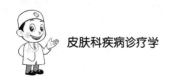

用的是毒隐翅虫。后者白天栖居于阴暗潮湿处,夜间在有灯光处飞行。

隐翅虫身体各段均含有毒素,当其停留于皮肤上受压或被拍打、压碎时,即释放强酸性毒液(pH 1~2)灼伤皮肤,数小时后可出现皮肤损害。

（二）临床表现

本病好发于夏秋季,雨后闷热天气尤为多见。好发于面、颈、四肢和躯干等暴露部位。典型皮损为条状、斑片状或点簇状水肿性红斑,上有密集的丘疹、水疱及脓疱,部分脓疱融合成片,可出现糜烂、结痂、坏死,侵犯眼睑时肿胀明显。自觉灼热、灼痛或瘙痒。严重者出现发热、头痛、头晕、恶心和浅表淋巴结肿大等全身症状。病程约 1 周,愈后局部遗留暂时性色素沉着。

（三）诊断和鉴别诊断

根据好发季节及典型临床表现可做出诊断,若发现隐翅虫,则可确诊。

本病需与接触性皮炎、急性湿疹、脓皮病等进行鉴别。

（四）预防和治疗

应注意环境卫生,消灭居所周围隐翅虫滋生地;避免直接在躯体上拍打虫体;接触部位应尽早用肥皂水清洗。

皮损无糜烂、渗出时可外用 1%薄荷炉甘石洗剂或糖皮质激素霜剂;水肿明显或有糜烂渗出时可用 1:(5000~8000)高锰酸钾溶液、0.1%雷夫奴尔溶液或 5%碳酸氢钠溶液湿敷;有继发感染应给予抗感染治疗;病情严重者酌情使用糖皮质激素。新鲜马齿苋捣烂每天 1~2 次敷于患处可较快见效。

五、虫咬伤和虫蜇伤

本组疾病多为蚊、蠓、蜂、蝎等咬蜇引起。

（一）病因

蚊有刺吸型口器,雌蚊吸血时以口刺器刺入皮肤吸血同时分泌唾液,后者所含的抗凝物质防止血液凝固并可使局部皮肤过敏。

蠓比蚊小,呈黑褐色,夏秋季节最常见,成群飞舞于草丛、树林及农舍附近。

常见蜇人的蜂类有蜜蜂、胡蜂、蚁蜂、细腰蜂和丸蜂等,蜂尾均有毒刺与体内的毒腺相通,蜂蜇人时毒刺刺入皮肤并将毒汁注入皮肤内,多数蜂毒汁为酸性,主要成分为蚁酸、盐酸、正磷酸,而胡蜂毒汁为碱性,含有组胺、5-羟色胺、缓激肽、磷脂酶 A、透明脂酸酶、神经毒素等物质。

蝎尾部最后一节是锐利的弯钩即刺螫器,与腹部毒腺相通。螫人时将强酸性毒液注入皮肤内。毒液中含神经性毒素、溶血毒素、抗凝素等,可引起皮炎或全身中毒症状。

(二)临床表现

1.蚊、蠓叮咬

表现因人而异,可只出现针尖至针帽大小的红斑疹或瘀点,毫无自觉症状;也可表现为水肿性红斑、丘疹、风团,自觉瘙痒。婴幼儿面部、手背或阴茎等部位被蚊虫叮咬后常出现血管性水肿。

2.蜂螫伤

螫伤后立即有刺痛和灼痒感,很快局部出现红肿,中央有一瘀点,可出现水疱、大疱,眼周或口唇被螫则出现高度水肿。严重者除局部症状外还可出现畏寒、发热、头痛、头晕、恶心、呕吐、心悸、烦躁等全身症状或抽搐、肺水肿、昏迷、休克甚至死亡。螫伤后7~14d可发生血清病样迟发超敏反应,出现发热、荨麻疹、关节痛等表现,毒蜂螫伤者还可发生急性肾衰竭和肝损害等。

3.蝎螫伤

蜇伤后局部即刻产生剧烈疼痛,并出现明显的水肿性红斑、水疱或瘀斑、坏死,甚至引起淋巴管炎或淋巴结炎,这是溶血性毒素所致。患者往往伴有不同程度的全身症状如头痛、头晕、恶心、呕吐、流泪、流涎、心悸、嗜睡、喉头水肿、血压下降、精神错乱甚至呼吸麻痹导致死亡,这是神经性毒素作用于中枢神经系统和血管系统引起。幼儿如被野生蝎螫伤可在数小时内死亡。

(三)预防和治疗

应注意环境卫生,消除蚊虫滋生地、蝎栖居地,必要时喷洒杀虫剂;外出时皮肤可外用驱蚊药,野外林区工作人员应做好防护工作并随身携带急救药品。

蚊虫叮咬可外用1%薄荷或酚炉甘石洗剂、樟脑搽剂,瘙痒明显可口服抗组胺药。

蜂蜇伤后应首先检查是否有毒刺残留在皮肤内,若有则用镊子拔出,再用吸引器将毒汁吸出,随后局部外用10%氨水或5%~10%碳酸氢钠溶液冷湿敷,胡蜂蜇伤后应用弱酸性溶液外敷,再酌情口服或肌注抗组胺药。过敏性休克者应积极抗休克治疗,出现肌肉痉挛者可用10%葡萄糖酸钙10ml加入25%~50%葡萄糖液20ml内,缓慢静注,可静脉补液以促进毒物排泄,同时应注意维持水、电解质和酸碱平衡。

蝎螫伤后应立即用止血带扎紧被螫部位的近心端或放置冰袋并尽量将毒汁吸出,

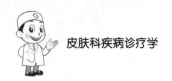

用肥皂水、稀氨水冲洗,再用碳酸氢钠溶液冷湿敷以中和酸性毒汁;疼痛难忍时可取1%盐酸依米丁水溶液3ml,加2%利多卡因于螫伤部位的近心端及伤口周围作皮下注射,可迅速止痛消肿;全身症状明显时可用抗组胺药、糖皮质激素等,并及时抢救。

六、虱病

虱病是指由头虱、体虱和阴虱所引起的传染性皮肤病。

(一)病因和发病机制

虱是体外寄生虫,能引起皮肤病的主要为人虱,具有刺吸型口器,以吸血为食。根据寄生部位的特异性可将虱分为头虱、体虱和阴虱。

虱喜夜间或人静时吸血,在吸血的同时释放唾液中的毒汁,其毒汁和排泄物均可引起皮肤炎症。虱叮咬还可传播斑疹伤寒、回归热、战壕热等传染病,虱病可通过直接或间接接触传染。

(二)临床表现

临床表现因个体及部位的不同而存在差异。

1. 头虱

多累及儿童,偶有成人受累。头虱寄生于头部,在毛根之间的头皮上可见成虫,发干上常能看到针头大小的白色虱卵,少数患者眉毛、睫毛上也可发现。虱叮咬的皮肤可出现丘疹、瘀点。自觉头皮瘙痒,常因剧烈搔抓头皮而出现渗出、血痂或继发感染,甚至形成疖或脓肿,局部淋巴结肿大。久病者头发干燥、无光泽。

2. 体虱

体虱寄生于人体的贴身内衣上,尤其裤裆、衣缝、被褥缝及皱褶处。皮肤被叮咬后出现红斑、丘疹或风团,中央有一小出血点,常因搔抓而发生抓痕、血痂、皮肤苔藓化、色素沉着或继发感染。

3. 阴虱

寄生于阴毛,偶见于腋毛或眉毛。可通过性接触传播。皮损为表皮剥蚀、抓痕、血痂或毛囊炎,部分患者外阴散在分布直径0.5cm左右的青蓝色瘀斑,内裤上常可见到污褐色血迹。自觉瘙痒剧烈。

(三)诊断和鉴别诊断

根据接触史、临床表现可考虑本病,如找到成虫或虫卵则可确诊。

本病需与疥疮、湿疹、脂溢性皮炎、瘙痒症等进行鉴别。

（四）预防和治疗

注意个人卫生，勤换衣服、勤洗澡，不与虱病患者直接或间接接触。

男性头虱患者最好将头发剪掉并焚烧；女性应用50%百部酊、1%升汞酊或25%的苯甲酸苄脂乳膏外用于头发、头皮，并用毛巾包扎，每晚1次，连用3d，第4d用温肥皂水洗头，并用篦子去除死亡的成虫和虫卵。体虱患者应将污染衣物、寝具煮沸或65℃烘烤30min杀虫。阴虱患者可剃除阴毛，外用50%百部酊或25%苯甲酸苄酯乳剂，夫妻应同时治疗。

七、皮肤猪囊虫病

皮肤猪囊虫病是由猪绦虫的幼虫（囊尾蚴）寄生于人体的皮下组织引起的皮下结节。

（一）病因和发病机制

猪绦虫的成虫有钩绦虫和链状带绦虫两种，寄生于人的小肠，人是猪绦虫的唯一终末宿主。虫体妊娠片段和虫卵随粪便排出体外，污染猪饲料或蔬菜、水源，猪吞食虫卵污染的饲料后，作为中间宿主，虫卵在其消化道内发育成六钩蚴，穿过肠壁进入血液到达全身，多半到达肌肉发育成囊尾蚴。

人食用了未熟的含有囊尾蚴的猪肉或被虫卵污染的蔬菜，可感染肠绦虫病。当肠绦虫病患者在呕吐时，寄生在肠内的虫体节和虫卵可进入胃内，发育成六钩蚴，再进入十二指肠内孵化并穿入肠系膜小静脉及淋巴结到达全身，包括肌肉及皮下组织，形成囊尾蚴，此时便为皮肤猪囊虫病。

（二）临床表现

本病好发于青壮年男性的躯干、四肢。典型皮损为黄豆至核桃大小的无痛性皮下结节，位置较固定，圆形或卵圆形，触之较硬而有弹性，皮肤表面颜色正常，皮损常数个至数百个不对称分布。一般无自觉症状。累及脑、肝、心、肾时可出现相应的症状，如脑囊虫病可出现急性脑炎、脑膜脑炎、癫痫等。

（三）组织病理

病变位于皮下组织与肌肉组织之间，为结缔组织增生形成的纤维包膜囊肿，囊内有液体和虫体，囊壁上有一小白点，是头节，呈椭圆形，有4个吸盘，顶突上有一圈小钩。切片中可看到部分虫体结构。

（四）诊断和鉴别诊断

根据患者常食未煮熟的猪肉及生蔬菜、典型临床表现可考虑本病，皮损活检找到

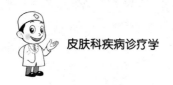

猪囊虫的头节或吸盘即可确诊。

本病需与脂肪瘤、神经纤维瘤病、多发性脂囊瘤等进行鉴别。

（五）预防和治疗

养成良好的卫生饮食习惯，不吃未煮熟的猪肉；加强猪肉卫生检疫，禁止出售病猪肉；对肠道猪绦虫患者应及时驱虫治疗，以消灭传染源。

皮损数目少或产生压迫症状者应行手术切除；用无水酒精、1:1000 升汞溶液或盐酸依米丁 0.5~1.0ml 作囊肿内注射可杀虫；囊肿数目多、累及广泛者口服阿苯达唑 15 ~20mg/（kg·d），10d 为 1 个疗程，连用 2~3 个疗程，或吡喹酮 20 mg/（kg·d），分 3 次口服，9d 为 1 个疗程，2~3 月后重复治疗，一般连服 3 个疗程。

八、尾蚴皮炎

尾蚴皮炎是指由血吸虫尾蚴侵入人体皮肤引起的以瘙痒性丘疹为主要特征的急性炎症性皮肤病，包括人血吸虫尾蚴皮炎和动物血吸虫尾蚴皮炎两大类。

（一）病因和发病机制

人血吸虫在我国仅有日本血吸虫，主要流行于长江流域及以南地区。动物血吸虫在我国主要是寄生于禽类的毛毕属血吸虫和寄生于家畜的土耳其斯坦东毕血吸虫，全国各地均有发生。血吸虫的中间宿主是钉螺，虫卵随人或动物粪便排出，落入水中孵出毛蚴，毛蚴钻入钉螺后发育成尾蚴并浮游于水中。人接触了疫水，尾蚴便钻入皮肤，引起局部炎症反应。人血吸虫尾蚴可在体内继续发育为成虫，引起血吸虫病，动物尾蚴则在人体皮肤内死亡。

（二）临床表现

有些人对尾蚴侵入不敏感，症状轻微，再次感染者病情较初发者为重。皮损好发于接触疫水的部位（如小腿、手及前臂），少数可泛发。尾蚴钻入皮肤 5~10min 后局部皮肤即出现水肿性红斑，继而出现针尖大小丘疹、丘疱疹。瘙痒剧烈，夜间尤甚，可因搔抓而出现血痂或继发脓疱。1~2 周后逐渐消退。在血吸虫病流行地区还可见到会阴部瘘管和外生殖器部位血吸虫性肉芽肿。

（三）诊断和鉴别诊断

根据流行病学资料结合典型临床表现，一般不难诊断。
本病需丘疹性荨麻疹等进行鉴别。

（四）预防和治疗

妥善治疗血吸虫患者，以消灭传染源；开展消灭钉螺和尾蚴的卫生运动，以切断传播途径;加强个人防护,在流行区下水前可外用15%邻苯二甲酸丁酯乳剂,防止尾蚴钻入皮肤,15%~20%松香酒精或30%松香软膏亦具有较好的防护作用。

外用药物治疗以消炎、止痒、防止继发感染为原则,可用炉甘石洗剂、5%樟脑酒精等;重者可酌情内服抗组胺药或糖皮质激素。

九、刺胞皮炎

刺胞皮炎是指由水母、海葵等水生生物刺伤皮肤引起的急性炎症反应,其中多见的是水母皮炎。

(一)病因和发病机制

水母呈伞形,伞底吸口周围有须状触手,每一触手上布满刺胞。水母在海面浮游,当触及人体时,从刺胞中伸出刺丝,即刻刺入皮肤并注入毒汁引起皮肤及全身反应。毒汁中的主要成分是类蛋白、多肽及多种有毒酶类,此外还有5-羟色胺、组胺、致痛剂及强麻醉剂等,可引起中毒和变态反应。

(二)临床表现

多累及从事水产养殖、捕捞、水产加工及海中游泳者。皮肤一旦被刺,数分钟内即感刺痒、麻木或灼热感,继而出现红斑、丘疹或风团,重者出现瘀点和瘀斑,甚至水疱,多呈点线状、条索状和地图状分布。皮损持续1~2周方可消退。若全身大面积被刺则可发生恶心、肌痛甚至休克,抢救不及时可导致死亡。

(三)预防和治疗

接触水母后应立即用海水冲洗;局部可用明矾水冷湿敷或炉甘石洗剂,同时内服抗组胺药;发生严重全身症状者应积极采取抢救措施。

第二节 职业性皮肤病

职业性皮肤病系指个体在职业活动中因接触化学性、物理性及生物性物质引起的皮肤及附属器的疾病。

一、工业职业性皮肤病

工业职业性皮肤病是指工业生产劳动过程中由于接触与生产有关的有害因素而引起的皮肤病。

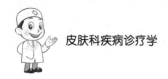

（一）病因

1. 化学性因素

包括原发性刺激物和致敏物两大类：

（1）原发性刺激物：分为无机性和有机性，前者包括酸类（如硫酸、盐酸、硝酸、磷酸和铬酸等）、碱类（如氨、氢氧化钾、氢氧化钠、碳酸钠、氧化钙和硫代硫酸钠等）、某些金属元素及其盐类（如锑及锑盐、砷及砷盐、铬及铬盐等），后者包括有机酸类（如醋酸、甲酸、乳酸、石炭酸及鞣酸等）、有机碱类（如乙醇胺、甲基胺类和乙二胺等）、各种有机溶剂（如二甲基亚砜、松节油、石油，煤焦油及其衍生物等）。

（2）致敏物：常见的致敏物有天然树脂和合成树脂（如生漆、松香和环氧树脂等）、石油及其衍生物、染料及其中间体（如对苯二胺、碱苯胺黄、酱紫、二硝基氯苯、对氨基酚、氨基偶氮苯和荧光染料等）、橡胶制品的促进剂和防老剂、显影剂类（如密妥尔、焦性没食子酸、对苯二胺和对氨基苯酚等）及其他（如三硝基酚、普鲁卡因、磺胺类药物等）。

2. 物理性因素

主要包括机械性损伤、高温、寒冷、电、日光、紫外线、X 线、激光及放射性核素等。

3. 生物性因素

包括真菌、细菌、寄生虫、病毒以及某些植物的浆汁、花粉、毛刺及尘屑，某些水生动物也可引起皮肤病。

在以上各种致病因素中，化学性因素最为常见，物理性因素多数情况下与化学因素具有协同作用而致病，生物性因素所致的皮肤病在某些工种比较多见（如潮湿工作环境中的足癣等）。此外个体的性别、年龄、皮肤类型以及生产季节、卫生及防护条件等因素与本组疾病的发生、发展也存在密切关系。

（二）发病机制

因病因不同而存在显著差异，主要有原发性刺激、变态反应、光敏性反应等。此外，石油、焦油类油性物质可填塞毛囊口，导致毛囊口上皮细胞增生，形成角化性毛囊性皮损；石油、焦油类、某些染料和橡胶制品可影响黑素代谢，引起色素沉着；苯基酚和烷酚类化学物质可抑制黑素代谢造成皮肤色素脱失；沥青、煤焦油、石油等物质因存在3,4-苯并芘等化合物可引起局部皮肤增生角化，形成疣状新生物，部分还可引起癌变。

（三）临床表现

工业职业性皮肤病的临床特征与接触物性质、浓度、接触时间、接触方式、接触部位及机体反应性差异等诸多因素有关。同一工种可见到不同类型的皮肤损害,同一类型的皮损又可见于不同工种。根据病因及皮损特征,可有以下类型:

1. 职业性皮炎

最常见,占全部职业性皮肤病的90%左右,多由职业活动过程中接触原发性化学刺激物或致敏物引起。表现为接触性皮炎或湿疹(详见接触性皮炎)。

2. 职业性光敏性皮炎

在劳动中接触光敏物质所引起,包括光毒性皮炎和光变态反应性皮炎。

(1)光毒性皮炎:好发于日光暴露部位。表现为日光照射数小时后发生局部潮红、肿胀伴烧灼、刺痛或不同程度瘙痒,严重者可在红斑、水肿基础上出现浆液性水疱或大疱,破溃后可糜烂、结痂。愈后可留有不同程度的弥漫性色素沉着。

(2)光变态反应性皮炎:患者多有光敏物接触史,首次发病潜伏期为1~2周,再次发病潜伏期小于24h。皮损初发于曝光部位,边界不清楚,以后可向周围皮肤扩散并累及其他部位。初发皮损为红肿基础上散在或密集分布的米粒大小丘疹、水疱,严重者可有大疱或渗出,脱离接触后一般皮损会逐渐减轻,再次接触光敏物或日光照射,皮损会反复发作并加重。部分患者病程较长,迁延数月。光斑贴试验多为阳性。

3. 职业性皮肤色素异常

可分为色素沉着和色素减退两类。

(1)色素沉着:多累及长期经常接触煤焦油、石油及其分馏产物或橡胶、颜料及其中间体者。好发于面、颈及前臂等暴露部位,往往对称分布。初发皮损为瘙痒性红斑,逐渐出现色素沉着,呈斑点、斑片或网状分布,界限不清,有时可有毛囊角化性丘疹、毛细血管扩张及皮肤轻度萎缩等。皮损消退缓慢,脱离接触性致敏物后数月才可逐渐消退,再次接触可复发。

(2)色素减退:多累及长期接触苯二酚、烷基酚、环氧树脂或煤焦油、石油及其分馏产物者。好发于手背、前臂等接触暴露部位,少数可发生于身体其他部位。部分患者初发即为白斑,也可继发于皮炎或皮肤损伤后,皮损类似白癜风,多为点状或片状局限性色素脱失斑,大小不一,境界清楚。病程呈慢性经过,脱离接触性致敏物后皮损可缓慢消退。

4. 职业性痤疮

多见于长期接触矿物油类或某些卤代烃类物质者,临床表现类似痤疮。根据接触物的不同可分为油痤疮和氯痤疮两类:

(1)油痤疮:与长期接触石油、煤焦油及其分馏产物有关。好发于接触暴露部位。

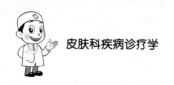

皮损为黑头粉刺或毛囊炎,毛囊口扩大,毳毛在毛囊口折断,可呈角化性痤疮样皮损,也可出现脓疱、囊肿等改变。

(2)氯痤疮:与长期接触卤代烃类化合物有关。好发于面部及耳郭前后,也可累及躯干、四肢及阴囊等部位。皮损以黑头粉刺为主,炎性丘疹较少见,部分患者耳郭周围及阴囊等处可有草黄色囊肿。轻度器官损害被认为是氯痤疮的特征之一。

5. 职业性皮肤溃疡

多累及长期接触铬、铍、砷等化合物者,多为局部皮肤接触刺激物后发生的腐蚀性损害。好发于四肢远端,尤其在指、腕、踝关节等处多见。典型皮损为绿豆至黄豆大小溃疡,圆形或椭圆形,表面常有少量分泌物或干燥的灰黑色痂,边缘清楚,溃疡周围组织稍增生隆起("鸟眼状"溃疡)。常自觉不同程度的疼痛,继发感染时明显。溃疡不易愈合,病程可长达数月,愈合后留下萎缩性瘢痕。

6. 职业性角化过度、皲裂

多累及从事手工业的工人。长期接触有机溶剂、碱性物质、中等浓度的酸液及机械性摩擦可使皮肤失水、脱脂、干燥、弹性降低,继而发生与皮纹一致的皲裂,深浅及长短不一,累及真皮者可疼痛,牵拉后可有出血。病情常冬重夏轻。

7. 职业性痒疹

职业环境中各种因素均可引起。螨类叮咬引起者多累及从事农作物加工者的皮肤暴露部位,躯干及身体其他部位也可累及(详见螨皮炎)。

8. 职业性赘生物

长期接触沥青、煤焦油、石油及矿物油等物质引起。皮损类似扁平疣或寻常疣,好发于手背和前臂等部位。部分患者在脱离接触物后皮损可自行消退,少数患者可继发鳞状上皮癌。

其他职业性皮肤病还包括各种与职业有关的感染性皮肤病、放射性皮肤病、毛发及甲改变等。

(四)诊断和鉴别诊断

本病的诊断主要根据职业性接触史及发生于暴露部位的非特异性皮损,在排除其他表现类似的皮肤病后方可诊断,必要时可进行一些实验室检查(如豚鼠最大限量试验、特异性淋巴细胞转化试验及巨噬细胞移动抑制试验等),斑贴试验可用于寻找过敏性接触性皮炎及湿疹的致敏原(详见第六章)。

(五)预防和治疗

本病的控制属于重要的公共卫生问题,应遵循"防治结合,重在预防"的原则。

1. 预防

(1)改进生产流程,不断提高生产过程的机械化、自动化和封闭化。

(2)加强集体和个人防护,不断改善工作环境中的卫生条件。工作人员应穿戴防护衣、工作帽、口罩、手套等,暴露于日光者应外用适当的防晒剂;衣物、皮肤、毛发上的残留物应及时清除。

(3)确诊患者应根据病情安排休息,必要时脱离原来的生产环境以免病情加重。

2. 治疗

多数患者可参照一般皮肤病的治疗原则。急性皮肤化学性灼伤首先应立即用大量清水冲洗皮损,不少于 15~30min;强碱灼伤可外用 2%醋酸或 3%硼酸溶液,然后外用 5%~10%硼酸软膏;强酸灼伤可外用 2%~5%碳酸氢钠溶液,再外用氧化镁油或糊剂。职业性痤疮患者应清除致病物,再按照痤疮的一般原则处理。

二、农业职业性皮肤病

农业职业性皮肤病是指农业生产劳动过程中由于接触各种有害因素而引起的皮肤病。农业职业性皮肤病种类较多,本章仅介绍浸渍擦烂型皮炎。

浸渍擦烂型皮炎又称稻农皮炎,俗称"烂手烂脚",春末夏季为高发季节,主要见于我国南方大面积种植水稻的地区,以参加水田劳动的农民为主要患者群。

(一)病因和发病机制

1. 长期浸水

这是发病的主要原因。皮肤长期浸水后角质层松软,屏障作用降低,导致水分进入表皮引起局部表皮肿胀、浸渍。

2. 机械性摩擦

浸渍的表皮不能耐受劳动过程中机械性摩擦,引起角质层或表皮的部分剥脱,局部发生糜烂。

3. 田水温度

田水温度高会使皮肤浅层毛细血管扩张,加重皮损处水肿和渗出。

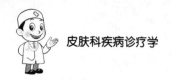

4. 空气湿度

空气湿度大,皮肤不容易干燥,也可促发或加重本病。

(二)临床表现

一般在连续田间劳动浸水作业数天后发病。初起时指(趾)间隙皮肤肿胀、发白、起皱、出现浸渍现象,随后持续的机械性摩擦导致浸渍的皮肤擦破、糜烂;轻者仅限于1~2个指(趾)间皮肤,重者可累及各个指、趾间及邻近部位皮肤;部分患者可发生指(趾)甲损伤或甲沟炎,严重者可发生淋巴管炎或淋巴结炎;少数患者皮损发生于角质层较厚的部位(如掌跖),出现蜂窝状点状剥脱现象。本病有自限性,脱离农田作业后,病情轻者2~3d、重者1周左右渐愈,有继发细菌感染者病程可延长。

(三)预防和治疗

1. 预防

完善农业机械化是解决本病的根本措施。应尽量缩短连续浸水时间及加强个人防护,下田前在浸水部位涂一层保护剂(如凡士林),收工后可用12.5%明矾加适当食盐水浸泡15~20min,也可将皮肤洗净、拭干后,外用干燥性粉剂(枯矾10%、氧化锌20%、滑石粉70%混合研细)。

2. 治疗

以清洁、干燥、收敛、防止继发感染为原则。浸渍阶段可外用干燥性粉剂;有糜烂者可用3%硼酸湿敷或外用3%甲紫;继发感染者可用1:5000高锰酸钾溶液浸泡后,再外用抗生素药膏,必要时可进行全身抗感染治疗。

第八章 荨麻疹类皮肤病、药疹及物理性皮肤病

第一节 荨麻疹类皮肤病

一、荨麻疹

荨麻疹俗称"风疹块",是由于皮肤、黏膜小血管反应性扩张及渗透性增加而产生的一种局限性水肿反应。本病较常见,15%~25%的人一生中至少发生过一次。

二、病因

多数患者不能找到确切原因,尤其是慢性荨麻疹。常见病因如下:

(一)食物

主要包括动物性蛋白(如鱼虾、蟹贝、肉类、牛奶和蛋类等)、植物性食品(如蕈类、草莓、可可、番茄和大蒜等)以及某些食物调味品和添加剂,这些食物中有的可作为变应原引起机体变态反应,有的则可刺激肥大细胞释放组胺。

(二)药物

许多药物通过引起机体变态反应而导致本病(常见的如青霉素、血清制剂、各种疫苗、呋喃唑酮和磺胺等),有些药物可为组胺释放物(如阿司匹林、吗啡、可待因、奎宁、肼屈嗪、阿托品、毛果芸香碱、罂粟碱和多黏菌素 B 等)。

(三)感染

各种病毒感染(如病毒性上呼吸道感染、肝炎、传染性单核细胞增多症和柯萨奇

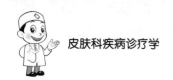

病毒感染等)、细菌感染(如金黄色葡萄球菌及链球菌引起的败血症、扁桃体炎、慢性中耳炎、鼻窦炎等)、真菌感染(包括浅部真菌感染和深部真菌感染)和寄生虫感染(如蛔虫、钩虫、疟原虫、血吸虫、蛲虫、丝虫和溶组织阿米巴等)均可能引起荨麻疹。

（四）物理因素

各种物理性因素(如冷、热、日光、摩擦及压力等)均可引起某些患者发病。

（五）动物及植物因素

如动物皮毛、昆虫毒素、蛇毒、海蜇毒素、荨麻及花粉等。

（六）精神因素

精神紧张可通过引起乙酰胆碱释放而致病。

（七）内脏和全身性疾病

风湿热、类风湿性关节炎、系统性红斑狼疮、恶性肿瘤、代谢障碍、内分泌紊乱等疾病均可成为荨麻疹尤其是慢性荨麻疹的病因。

三、发病机制

一般可分为变态反应与非变态反应两类。

（一）变态反应性

多数为Ⅰ型变态反应,少数为Ⅱ型或Ⅲ型。Ⅰ型变态反应引起的荨麻疹机制为变应原诱导机体产生IgE,该抗体以Fc段与肥大细胞和嗜碱性粒细胞表面相应的受体结合,使机体处于对该变应原的致敏状态。当相同变应原再次进入体内,通过与致敏肥大细胞或嗜碱性粒细胞表面的IgE抗体特异性结合,促使其脱颗粒,释放一系列生物活性介质(组胺、缓激肽、花生四烯酸代谢产物),引起小血管扩张、通透性增加,平滑肌收缩和腺体分泌增加等,从而产生皮肤、黏膜、呼吸道和消化道等一系列局部或全身性过敏反应症状。根据过敏反应发生的快慢和持续时间的长短,可分为速发相反应和迟发相反应两种类型。速发相反应通常在接触变应原数秒钟内发生,可持续数小时。该反应的化学介质主要是组胺。迟发相反应发生在变应原刺激后6～12h,可持续数天,参与该相反应的化学介质为白三烯(LTB4)、血小板活化因子(PAF),前列腺素D2(PGD2)和细胞因子等。Ⅱ型变态反应性荨麻疹多见于输血反应。Ⅲ型变态反应引起的荨麻疹见于血清病及荨麻疹性血管炎。主要是可溶性抗原与相应IgG或IgM类抗体结合形成免疫复合物,激活补体系统产生过敏毒素,使嗜碱性粒细胞和肥大细胞脱颗粒,组胺等化学介质释放,导致血管扩张,血管通透性增加,引起局部水肿而产生荨麻疹。

(二)非变态反应性

某些食物、药物、各种动物毒素以及物理、机械性刺激可直接刺激肥大细胞释放组胺,导致荨麻疹。

四、临床表现

根据病程可分为急性和慢性荨麻疹,前者在短时期内能痊愈。

(一)急性荨麻疹

起病常较急。患者常突然自觉皮肤瘙痒,很快于瘙痒部位出现大小不等的红色风团,呈圆形、椭圆形或不规则形,开始孤立或散在,逐渐扩大并融合成片;微血管内血清渗出急剧时,压迫管壁,风团可呈苍白色,皮肤凹凸不平,呈橘皮样。数小时内水肿减轻,风团变为红斑并逐渐消失,持续时间一般不超过24h,但新风团可此起彼伏,不断发生。病情严重者可伴有心慌、烦躁、恶心、呕吐甚至血压降低等过敏性休克样症状,胃肠道黏膜受累时可出现恶心、呕吐、腹痛和腹泻等症状,累及喉头、支气管时,出现呼吸困难甚至窒息。感染引起者可出现寒战、高热、脉速等全身中毒症状。

(二)慢性荨麻疹

皮损反复发作超过6周以上者称为慢性荨麻疹。全身症状一般较急性者轻,风团时多时少,反复发生,常达数月或数年之久,偶可急性发作,表现类似急性荨麻疹;部分患者皮损发作时间有一定规律性。

(三)特殊类型荨麻疹

1.皮肤划痕症

亦称人工荨麻疹。表现为用手搔抓或用钝器划过皮肤后,沿划痕出现条状隆起,伴瘙痒,不久后可自行消退。本型可单独发生或与荨麻疹伴发。

2.寒冷性荨麻疹

可分为两种类型:一种为家族性,为常染色体显性遗传,较罕见,出生后不久或早年发病,皮损终身反复出现;另一种为获得性,较常见,表现为接触冷风、冷水或冷物后,暴露或接触部位产生风团或斑块状水肿,病情严重者可出现手麻、唇麻、胸闷、心悸、腹痛、腹泻、晕厥甚至休克等,有时进食冷饮可引起口腔和喉头水肿。寒冷性荨麻疹患者被动转移试验可阳性,冰块可在局部诱发风团。本病可为某些疾病的临床表现之一,如冷球蛋白血症、阵发性冷性血红蛋白尿症等。

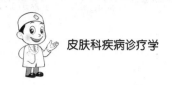

3.胆碱能性荨麻疹

多见于青年。主要由于运动、受热、情绪紧张、进食热饮或乙醇饮料后,躯体深部温度上升,促使乙酰胆碱作用于肥大细胞而发病。表现为受刺激后数分钟出现风团,直径为 2~3mm,周围有 1~2cm 的红晕,常散发于躯干上部和上肢,互不融合,自觉剧痒,有时仅有剧痒而无皮损,可于 0.5~1.0h 内消退。偶伴发乙酰胆碱引起的全身症状(如流涎、头痛、脉缓、瞳孔缩小及痉挛性腹痛、腹泻)等,头晕严重者可致晕厥。以 1:5000 乙酰胆碱作皮试或划痕试验,可在注射处出现风团,周围可出现卫星状小风团。

4.日光性荨麻疹

较少见,常由中波、长波紫外线或可见光引起,以波长 300nm 左右的紫外线最敏感。风团发生于暴露部位的皮肤,自觉瘙痒和刺痛;少数敏感性较高的患者接受透过玻璃的日光亦可诱发。病情严重的患者可出现全身症状(如畏寒、乏力、晕厥和痉挛性腹痛等)。

5.压力性荨麻疹

本病发病机制不明,可能与皮肤划痕症相似。常见于足底部和长期卧床患者的臀部。表现为皮肤受压 4~6h 后局部发生肿胀,可累及真皮及皮下组织,一般持续 8~12h 消退。

五、诊断和鉴别诊断

根据发生及消退迅速地风团,消退后不留痕迹等临床特点,本病不难诊断;但多数患者的病因诊断较为困难,应详细询问病史、生活史及生活环境的变化等。

本病应与丘疹性荨麻疹、荨麻疹性血管炎等进行鉴别;伴腹痛或腹泻者,应与急腹症及胃肠炎等进行鉴别;伴高热和中毒症状者,应考虑合并严重感染。

六、治疗

治疗原则为抗过敏和对症治疗,但应争取做到对因治疗。

(一)内用药物治疗

1.急性荨麻疹

可选用第一代或第二代抗组胺药;维生素 C 及钙剂可降低血管通透性,与抗组胺药有协同作用;伴腹痛可给予解痉药物(如溴丙胺太林、654-2、阿托品等);脓毒血症或败血症引起者应立即使用抗生素控制感染,并处理感染病灶。

病情严重、伴有休克、喉头水肿及呼吸困难者,应立即抢救。方法为:①0.1%肾上腺素0.5~1.0ml皮下注射或肌注,亦可加入50%葡萄糖溶液40ml内静脉注射,以减轻呼吸道黏膜水肿及平滑肌痉挛,并可升高血压;②地塞米松5~10mg肌注或静注,然后可将氢化可的松200~400mg加入5%~10%葡萄糖溶液500~1000ml内静滴;③上述处理后收缩压仍低于80mmHg时,可给升压药(如多巴胺、间羟胺);④给予吸氧,支气管痉挛严重时可静注0.25g氨茶碱,喉头水肿呼吸受阻时可行气管切开;⑤心跳呼吸骤停时,应进行心肺复苏术。

2. 慢性荨麻疹

以抗组胺药为主,给药时间应根据风团发生的时间进行调整,如晨起较多则应临睡前给予稍大剂量,如临睡时多则晚饭后给予稍大剂量;风团控制后宜继续用药并逐渐减量;一种抗组胺药无效时,可2~3种联用或交替使用;顽固性荨麻疹单用H_1受体拮抗剂疗效不佳者,可联用H_2受体拮抗剂,还可酌情选用利血平、氨茶碱、氯喹、雷公藤等口服。

3. 特殊类型荨麻疹

在抗组胺药基础上,根据不同类型荨麻疹可联合使用不同药物。如皮肤划痕症可用酮替芬;寒冷性荨麻疹可用酮替芬、赛庚啶、安替根、多虑平等;胆碱能性荨麻疹可用酮替芬、阿托品、溴丙胺太林;日光性荨麻疹可用氯喹;压力性荨麻疹可用羟嗪。

(二)外用药物治疗

夏季可选止痒液、炉甘石洗剂、锌氧洗剂等,冬季则选有止痒作用的乳剂(如苯海拉明霜)。

第二节　血管性水肿

血管性水肿又称巨大荨麻疹,是一种发生于皮下疏松组织或黏膜的局限性水肿,可分为获得性和遗传性两种类型。

一、病因和发病机制

获得性血管性水肿类似于荨麻疹,可由药物、食物、吸入物或物理刺激等因素引起。遗传性血管性水肿为常染色体显性遗传,主要由C1酯酶抑制物(C1INH)功能缺陷所致。

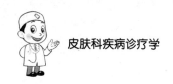

二、临床表现

(一)获得性血管性水肿

好发生于组织疏松部位(如眼睑、口唇、舌、外生殖器、手足等)。皮损为局限性肿胀,边界不清,呈肤色或淡红色,表面光亮,触之有弹性感,多为单发,偶见多发。痒感不明显,偶有轻度肿胀不适。一般持续 1~3d 可逐渐消退,但也可在同一部位反复发作。常伴发荨麻疹,偶可伴发喉头水肿引起呼吸困难,甚至窒息导致死亡;消化道受累时可有腹痛、腹泻等症状。

(二)遗传性血管性水肿

多数患者在儿童或少年期开始发作,往往反复发作至中年甚至终生,但中年后发作的频率与严重程度会减轻;外伤或感染可诱发本病。好发于面部、四肢和生殖器等处。皮损为局限性、非凹陷性皮下水肿,常为单发。自觉不痒。也可累及口腔、咽部、呼吸道及胃肠道黏膜等并出现相应表现。一般在 1~2d 后消失。

三、诊断

本病根据典型临床表现一般诊断不难;若患者发病年龄较早且家族中有近半成员发病,则应考虑为遗传性血管性水肿,血清 C1INH 水平降低有助于诊断。

四、治疗

获得性血管性水肿的治疗与一般荨麻疹相同。遗传性血管性水肿对抗组胺药和肾上腺皮质激素治疗无效,可应用抗纤溶药物、雄激素类药物治疗。

第三节　药疹

药疹亦称药物性皮炎,是药物通过各种途径进入人体后引起的皮肤、黏膜的炎症反应,严重者尚可累及机体其他系统。药物进入人体最常见的途径为口服,其次为注射,此外还有灌注、外用等。由药物引起的非治疗性反应,统称为药物反应或不良反应,药疹仅是其中的一种表现形式。

一、病因

(一)个体因素

不同个体对药物反应的敏感性差异较大,其原因包括遗传因素(过敏体质)、某些酶的缺陷、机体病理或生理状态的影响等。同一个体在不同时期对药物的敏感性也可不相同。

（二）药物因素

绝大部分药物在一定条件下都有引起药疹的可能，但不同种类药物致病的危险性不同。临床上易引起药疹的药物有：①抗生素：包括半合成青霉素（如氨苄西林和阿莫西林）、磺胺类（如复方磺胺甲噁唑）、四环素类、酰胺醇类（如氯霉素）；②解热镇痛药：如阿司匹林、氨基比林、对乙酰氨基酚、保泰松等，此类药物常与其他药物制成复方制剂，商品名复杂，使用时应多加注意；③镇静催眠药及抗癫痫药：如苯巴比妥、苯妥英钠、甲丙氨酯、卡马西平等，其中以苯巴比妥引起者较多；④抗痛风药物：如别嘌呤醇；⑤异种血清制剂及疫苗（如破伤风抗毒素、狂犬病疫苗、蛇毒免疫血清等）；⑥中药：某些中药及制剂也有引起药疹的报道。

二、发病机制

药疹的发病机制可分为变态反应和非变态反应两大类。

（一）变态反应

多数药疹属于此类反应。有些药物（如血清、疫苗及生物制品等大分子物质）具有完全抗原的作用；但更多的药物为小分子化合物，属于半抗原，需在机体内和大分子量的载体（如蛋白质、多糖、多肽等）通过共价键结合后才能成为完全抗原并激发免疫反应。引起免疫反应的物质可以是药物原形，也可为其降解或代谢产物，亦可是药物中的赋形剂及杂质。少数药物（如磺胺类、喹诺酮类、吩噻嗪类、四环素类及某些避孕药等）进入人体后，在光线诱导下可转变为抗原性物质，所引起的变应性药疹称光变态反应性药疹。

与药疹发生有关的变态反应包括Ⅰ型变态反应（如荨麻疹、血管性水肿及过敏性休克等）、Ⅱ型变态反应（如溶血性贫血、血小板减少性紫癜、粒细胞减少等）、Ⅲ型变态反应（如血管炎、血清病及血清病样综合征等）及Ⅳ型变态反应（如湿疹样及麻疹样药疹、剥脱性皮炎等）。药疹的免疫性反应相当复杂，某些药物（如青霉素等）所致药疹既可以Ⅰ型变态反应为主，亦可以Ⅱ型或Ⅲ型变态反应为主，也可能为两种或两种以上的变态反应同时参与，其具体机制尚未完全阐明。

变态反应性药疹的特点：①只发生于少数具有过敏体质者，多数人不发生反应；②病情轻重与药物的药理及毒理作用、剂量无相关性；高敏状态下，甚至极小剂量的药物亦可导致极严重的药疹；③发病有一定的潜伏期，初次用药一般需4～20d后才出现临

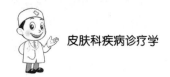

床表现,已致敏者如再次用药,则数分钟至 24h 之内即可发生;④临床表现复杂,皮损可呈多种类型,但对于某一患者而言常以一种为主;⑤存在交叉过敏及多价过敏现象,前者指机体被某种药物致敏后,可能同时对与该种药物化学结构相似或存在共同化学基团的药物产生过敏;后者指个体处于高敏状态时,可能对某些平常不过敏、与致敏药物化学结构不同的药物也产生过敏;⑥停止使用致敏药物后病情常好转,糖皮质激素治疗常有效。

（二）非变态反应

能引起非变态反应性药疹的药物相对较少。其可能的发病机制有药理作用(如烟酸可引起血管扩张、面部潮红,抗凝药可引起紫癜,阿司匹林可诱导肥大细胞脱颗粒释放组胺引起荨麻疹,非甾体抗炎药可通过抑制环氧化酶使白三稀水平升高而引起药疹等)、过量反应(如氨甲蝶呤治疗剂量与中毒剂量非常接近,常可引起口腔溃疡、出血性皮损及白细胞减少等)、蓄积作用(如碘化物、溴化物长期使用可引起痤疮样皮损,砷剂可引起色素沉着等)、个体某些代谢酶缺陷或抑制、光毒性反应等。

三、临床表现

药疹的临床表现复杂,不同药物可引起同种类型药疹,而同一种药物对不同患者或同一患者在不同时期也可出现不同的临床类型。常见以下类型:

（一）固定型药疹

常由解热镇痛类、磺胺类或巴比妥类等引起。好发于口唇、口周、龟头等皮肤-黏膜交界处,手足背及躯干亦可发生。典型皮损为圆形或类圆形、水肿性暗紫红色斑疹,直径 1~4cm,常为 1 个,偶可数个,境界清楚,绕以红晕,严重者红斑上可出现水疱或大疱,黏膜皱褶处易糜烂渗出。自觉轻度瘙痒,如继发感染可自觉疼痛。停药 1 周左右红斑可消退并遗留灰黑色色素沉着斑。如再次用药,常于数分钟或数小时后在原处出现类似皮损,并向周围扩大,随着复发次数增加,皮损数目亦可增多。

（二）荨麻疹型药疹

较常见,多由血清制品、呋喃唑酮、青霉素等引起。临床表现与急性荨麻疹相似,但持续时间较长,同时可伴有血清病样症状(如发热、关节疼痛、淋巴结肿大甚至蛋白尿等);若致敏药物排泄缓慢或因不断接触微量致敏原,则可表现为慢性荨麻疹。

（三）麻疹型或猩红热型药疹

多由于青霉素(尤其是半合成青霉素)、磺胺类、解热镇痛类、巴比妥类等引起。

发病多突然,可伴发热等全身症状,但较麻疹及猩红热轻微。麻疹型药疹表现类似麻疹,皮损为散在或密集分布、针头至米粒大小的红色斑疹或斑丘疹,对称分布,可泛发全身,以躯干为多,严重者可伴发小出血点,多伴明显瘙痒。猩红热型药疹初起为小片红斑,从面颈、上肢、躯干向下发展,于2~3d内遍布全身并相互融合,伴面部四肢肿胀,酷似猩红热的皮损,尤以皱褶部位及四肢屈侧更为明显。本型病程约1~2周,皮损消退后可伴糠状脱屑;若不及时治疗,则可向重型药疹发展。

（四）湿疹型药疹

患者多首先接触或外用青霉素、链霉素、磺胺类及奎宁等药物引起接触性皮炎,使皮肤敏感性增高,以后又使用了相同或相似药物导致。皮损表现为大小不等的红斑、丘疹、丘疱疹及水疱,常融合成片,泛发全身,可继发糜烂、渗出、脱屑等。病程相对较长。

（五）紫癜型药疹

可由抗生素、巴比妥类、利尿剂等引起,可通过Ⅱ型变态反应(引起血小板减少性紫癜)或Ⅲ型变态反应(引起血管炎)介导。轻者表现为双侧小腿红色瘀点或瘀斑,散在或密集分布,可略隆起于皮面,压之不褪色,有时可伴风团或中心发生小水疱或血疱;重者四肢躯干均可累及,可伴有关节肿痛、腹痛、血尿、便血等表现。

（六）多形红斑型药疹

多由磺胺类、解热镇痛类及巴比妥类等引起。临床表现与多形红斑相似,多对称分布于四肢伸侧、躯干。皮损为豌豆至蚕豆大小、圆形或椭圆形水肿性红斑、丘疹,境界清楚,中心呈紫红色(虹膜现象),常出现水疱。自觉瘙痒,累及口腔及外生殖器黏膜时可疼痛。如皮损泛发全身并在原有皮损基础上出现大疱、糜烂及渗出,出现剧烈疼痛、高热、外周血白细胞可升高、肾功能损害及继发感染等,称为重症多形红斑型药疹,属于重型药疹之一,病情凶险,可导致患者死亡。

（七）大疱性表皮松解型药疹

属于重型药疹之一,常由磺胺类、解热镇痛类、抗生素、巴比妥类等引起。起病急骤,部分患者开始时表现为多形红斑型或固定型药疹,皮损迅速波及全身并出现大小不等的松弛性水疱或大疱,尼氏征阳性,稍受外力即形成糜烂面,出现大量渗出,可形成大面积表皮坏死松解,表现类似浅表二度烫伤;触痛明显。口腔、眼、呼吸道、胃肠道黏膜也可累及,全身中毒症状较重,伴高热、乏力、恶心、呕吐、腹泻等全身症状;严重者常因继发感染、肝肾功能衰竭、电解质紊乱、内脏出血等而死亡。

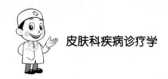

（八）剥脱性皮炎型药疹

属于重型药疹之一，常由磺胺类、巴比妥类、抗癫痫药、解热镇痛类、抗生素等引起。多长期用药后发生，首次发病者潜伏期约20d，部分患者是在麻疹型、猩红热型或湿疹型药疹的基础上继续用药或治疗不当所致。皮损初呈麻疹样或猩红热样，逐渐加重并融合成全身弥漫性潮红、肿胀，尤以面部及手足为重，可出现丘疱疹或水疱，伴糜烂和少量渗出；2～3周后皮肤红肿渐消退，全身出现大量鳞片状或落叶状脱屑，手足部则呈手套或袜套状剥脱，头发、指（趾）甲可脱落（病愈后可再生）。可累及口腔黏膜和眼结膜；全身浅表淋巴结常肿大，可伴有支气管肺炎、药物性肝炎，外周血白细胞可显著增高或降低，甚至出现粒细胞缺乏。本型药疹病程较长，如不及时治疗，严重者常因全身衰竭或继发感染而死亡。

（九）痤疮型药疹

多由于长期应用碘剂、溴剂、糖皮质激素和避孕药等引起。皮损表现为毛囊性丘疹、丘脓疱疹等痤疮样皮损，多见于面部及胸背部。病程进展缓慢。

（十）光感性药疹

多由于使用氯丙嗪、磺胺类、四环素类、灰黄霉素、补骨脂、喹诺酮类、吩噻嗪类及避孕药等后经日光或紫外线照射而发病。可分为两类：①光毒反应性药疹：多发生于曝光后7～8h，仅在曝光部位出现与晒斑相似的皮损，任何人均可发生；②光变态反应性药疹：仅少数人发生，有一定的潜伏期，表现为曝光部位出现湿疹样皮损，同时累及非曝光部位，病程较长。

临床上将病情严重、死亡率较高的重症多形红斑型药疹、大疱性表皮松解型药疹及剥脱性皮炎型药疹称为重型药疹。此外药物还可以引起其他形态药疹如黄褐斑、皮肤色素沉着、系统性红斑狼疮样反应、扁平苔藓样、天疱疮样皮损等。

四、实验室检查

致敏药物的检测可分体内和体外试验两类，但目前的检测方法在敏感性、特异性及安全性等方面尚存在诸多不足。

（一）体内试验

1. 皮肤试验

以皮内试验较常用，准确高。

2. 药物激发试验

药疹消退一段时间后,内服试验剂量(一般为治疗量的 12.5% ~ 25.0%或更小量),以探查可疑致敏药物。此试验仅适用于口服药物所致的较轻型药疹,同时疾病本身又要求必须使用该药治疗时(如抗结核药、抗癫痫药等),禁止应用于速发型变态反应性药疹和重型药疹患者。

(二)体外试验

体外试验安全性高,可选择嗜碱性粒细胞脱颗粒试验、放射变应原吸附试验、淋巴细胞转化试验、琼脂弥散试验等,但上述试验结果均不稳定。

五、诊断和鉴别诊断

本病根据明确的服药史、潜伏期及各型药疹的典型临床皮损进行诊断,同时需排除具有类似皮损的其他皮肤病及发疹性传染病。如患者服用两种以上的药物,准确判断致敏药物将更为困难,应根据患者过去的服药史、药疹史及此次用药与发病的关系等信息加以综合分析。

本病由于表现复杂,因此鉴别诊断也比较复杂。麻疹型或猩红热型药疹应与麻疹或猩红热进行鉴别;大疱性表皮松解型药疹应与葡萄球菌性烫伤样皮肤综合征进行鉴别;生殖器部位的固定型药疹出现破溃时,应与生殖器疱疹、硬下疳等进行鉴别。

六、预防

药疹为医源性疾病,因此预防尤为重要。临床用药过程中必须注意:

(1)用药前应仔细询问药物过敏史,避免使用已知过敏药物或结构相似药物。

(2)应用青霉素、链霉素、血清制品、普鲁卡因等药物时应作皮试,皮试前还应备好急救药物,以应急需,皮试阳性者禁用该药。

(3)避免滥用药物,采取安全给药途径,对过敏体质者尽量选用致敏性较低的药物,尤应注意复方制剂中含有的已知过敏药物。

(4)注意药疹的早期症状,如突然出现瘙痒、红斑、发热等表现,应立即停用一切可疑药物并密切观察,已出现的表现应作妥善处理。

(5)将已知致敏药物记入患者病历首页或建立患者药物禁忌卡片,并嘱患者牢记,每次看病时应告知医师。

七、治疗

药疹确诊后首先应立即停用一切可疑药物,再根据不同类型进行处理。

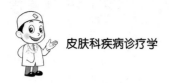

（一）轻型药疹

停用致敏药物后，皮损多迅速消退。可给予抗组胺剂、维生素 C 等，必要时给予中等剂量泼尼松（30～60mg/d），皮损消退后可逐渐减量直至停药。局部若以红斑、丘疹为主可外用炉甘石洗剂或糖皮质激素霜剂，以糜烂渗出为主可用 0.1%利凡诺尔、3%硼酸溶液等湿敷。

（二）重型药疹

原则为及时抢救、降低死亡率、减少并发症、缩短病程。

1. 及早足量使用糖皮质激素

是降低死亡率的前提。一般可给氢化可的松 300～400mg/d 静滴，或用地塞米松 10～20mg/d，分 2 次静滴，尽量在 24h 内均衡给药；糖皮质激素如足量，病情应在 3～5d 内控制，如未满意控制应加大剂量（增加到原剂量的 1.33～1.50 倍）；待皮损颜色转淡、无新发皮损、体温下降后可逐渐减量。

2. 防治继发感染

是降低死亡率的关键。应强调消毒隔离，抗生素并非常规预防感染的唯一手段；如有感染存在，选用抗生素时应注意避免使用易过敏药物（特别应注意交叉过敏或多价过敏），可结合细菌学检查结果选用过敏反应发生较少的抗生素（如红霉素、林可霉素等）。如抗生素治疗效果不佳应注意有无真菌感染的可能，如确诊应尽快加用抗真菌药物。

3. 加强支持疗法

可创造稳定的个体环境，同时改善患者的生存质量。由于高热、进食困难、创面大量渗出或皮肤大片剥脱等常导致低蛋白血症、水电解质紊乱，应及时加以纠正，必要时可输入新鲜血液、血浆或清蛋白以维持胶体渗透压，可有效减少渗出；若伴有肝脏损害，应加强保肝治疗。

4. 加强护理及外用药物治疗

是缩短病程、成功治疗的重要保障。对皮损面积广、糜烂渗出重者应注意保暖，可每天更换无菌被单，局部可用 3%硼酸溶液或生理盐水湿敷，同时注意防止褥疮的发生。累及黏膜者应特别注意眼睛的护理，需定期冲洗以减少感染及防止球睑结膜粘连，闭眼困难者可用油纱布覆盖以防角膜长久暴露而损伤。

第四节　物理性皮肤病

物理性皮肤病是因各种物理因素引起的皮肤病,这些物理因素包括各种光、温度、机械力及各种放射线等。

一、日光性皮肤病

光是一种连续的电磁波,具有波粒二相性,波长以纳米单位,且波长越长,穿透力越强而能量越小。日光中能引起皮肤病的有紫外线(UV)和可见光,UV 根据波长不同可分为 UVC、UVB 和 UVA,其中 UVB 和 UVA 是引起光敏性皮肤病的主要作用光谱,UVB 主要累及表皮,UVA 主要累及真皮。正常皮肤对光有一定的防御功能,其机制包括对光线的反射和折射及皮肤成分对光的吸收(主要是黑素细胞)。

日光(主要是 UV)照射对皮肤的影响包括免疫抑制、光老化、诱导肿瘤和导致光敏性皮肤病等,后者的发生机制包括光毒性反应和光变态反应,二者可同时存在或以其中一种为主,临床上有时不易区分。

光毒性反应是一种非免疫反应,是由光能产生的毒性物质(如单线态氧、超氧阴离子自由基等)、炎症介质(如趋化因子、蛋白酶等)直接作用于皮肤引起,可发生于任何个体。临床上可分为急性光毒性反应和慢性光毒性反应,前者主要是 UVB 的作用,一般发病急、病程短、消退快,病变主要在表皮,表现为晒斑、红斑、水肿甚至水疱;水肿或水疱主要是由 UVB 和 UVA 长期反复照射所致,病变主要在真皮及血管,表现为皮肤的光老化和光致癌作用等。

光变态反应是一种由光能参与的免疫反应,只发生于少数具有光敏素质的个体。某些光敏物质吸收光能后可形成半抗原,并与体内大分子结合形成完全抗原,后者诱导淋巴细胞介导的迟发性超敏反应。根据发病时间可分为速发型光变态反应(如日光性荨麻疹)和迟发型光变态反应(如多形日光疹)。光敏物可分为内源性(如卟啉)和外源性(如某些药物、食物等)。

(一) 日晒伤

日晒伤也称为晒斑或日光性皮炎,是皮肤对日光照射产生的一种急性炎症反应。

1.病因和发病机制

皮肤接受了超过耐受量的紫外线,以 UVB 为主。皮肤经紫外线过度照射后,细胞

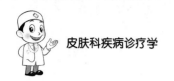

中蛋白质和核酸吸收大量的紫外线产生一系列复杂的光生物化学反应,局部产生多种活性物质,如IL-1、IL-6、TNF、组胺、前列腺素等。这些物质弥散入真皮,引起血管扩张、细胞浸润等炎性反应,从而引起表皮、真皮的炎症反应。发病情况视日光强度、暴晒时间及个体皮肤敏感性而异。

2.临床表现

长期室内工作者突然短期室外劳动,或野外长途行军或进行较久的日光浴后易发生,浅肤色人群易发,在高山、雪山、海滩等环境易发,春末及夏季多见。多发生在暴晒日光后2~12h内。皮损一般局限在曝光部位。初发皮损为鲜红至猩红色水肿性斑,边缘鲜明,重者可起水疱。局部自觉灼痛。皮损广泛时可有全身不适、寒战和发热等全身症状。数天后红斑和水肿消退,继以脱屑和暂时性色素沉着。

(二)诊断和鉴别诊断

根据强烈日光暴晒史及典型临床表现,本病容易诊断。

本病应与接触性皮炎进行鉴别,后者有接触刺激物史,与日晒无关,可发生于任何季节,皮损发生于刺激物接触处。

(三)预防和治疗

应避免暴晒,烈日下外出前可在暴露部位外用物理性遮光剂如5%二氧化钛霜,也可选用含对氨基苯甲酸或二苯甲酮等成分的化学遮光剂,可根据个人皮肤色型选择遮光剂的日光保护指数(SPF)。

外用药物治疗原则为消炎、安抚、止痛。可外用炉甘石洗剂,严重者可用冰牛奶湿敷。有全身症状者可口服抗组胺药、非甾体消炎药,严重者可用糖皮质激素。

二、多形日光疹

多形日光疹是一种获得性、特发性、间歇性反复发作的光敏性皮肤病。

(一)病因和发病机制

目前认为本病是一种日光诱发的迟发型变态反应性皮肤病,其发生也可能与遗传、内分泌、微量元素、代谢异常等有关。目前认为可能是多种原因引起的迟发性光变态反应。多种光致敏物与此有关。有报告同卵双胞胎姐妹可同时发病,似与遗传因素有关。本病女性易发病,妊娠似可影响疾病的过程。此外,对本病活动期患者的检查发现血中锌、铜降低,锰增高,已知这些微量元素参与DNA损伤的切除、修复过程。

(二)临床表现

发病有明显的季节性,一般发生于春季和夏季。好发于中青年女性的曝光部位

（如面部、颈后、颈前 V 形区、手背和前臂伸侧），而头发及衣物遮盖部位多不累及。皮损呈多形性，常见的有小丘疹、丘疱疹，也可表现为水肿性红斑、大丘疹或斑块，对每一位患者而言，常以一种皮损为主。瘙痒显著。多无其他全身症状，易反复发作。

（三）诊断和鉴别诊断

根据典型临床表现，特别是皮损多形性，但以某一类型为主的特点可以诊断。

本病应与湿疹、接触性皮炎、盘状红斑狼疮等进行鉴别。

（四）预防和治疗

应避免暴晒，外出时可应用遮光剂防止紫外线过度照射；易感者也可在每年春季发病之前进行预防性光疗，先用小剂量紫外线照射皮肤，以后逐渐增加剂量以提高皮肤对光线的耐受力。

1. 外用药物治疗

应根据皮损性质和部位选用药物及剂型，可外用糖皮质激素，但应避免使用焦油类等潜在光敏物质。

2. 内用药物治疗

以口服抗组胺药为主，但应避免使用氯苯那敏、异丙嗪等光敏药物；症状明显、反复发作者可口服烟酰胺、氯喹或羟氯喹，β-胡萝卜素对部分患者有效；严重者可口服糖皮质激素或硫唑嘌呤。

3. 光化学疗法（PUVA）

PUVA 对本病预防性治疗有效，其机制为引起角层增厚和皮肤晒黑所致，PUVA 也有一定的免疫学作用。若因补骨脂素的不良反应而不能连续使用 PUVA 疗法时，可采用 UVA+UVB 联合治疗，效果亦佳。应注意有时可使重症患者皮疹加重。

4. 外用遮光剂

所有患者都应该用避免日晒和应用遮光剂。含有 PUVA 酯（如 7% 辛基二甲基对氨苯甲酸酯）和二苯甲酮的洗剂和霜剂是最有效的。水杨酸和肉桂酸盐亦有效，这些化合物可吸收 UVB，故可防护 UVB。二苯甲酮尚能遮蔽 UVA。其他如二羟丙酮、萘醌洗剂对紫外线和可见光均有良好的防护作用。反射型的遮光剂如二氧化钛和氧化锌亦有效。

三、夏季皮炎

夏季皮炎是夏季常见皮肤病，在夏季门诊患者中占很高构成比。由于气候炎热引起的一种季节性的炎症性皮肤病，常在 6—8 月发病。成人多见。皮损对称发生于躯

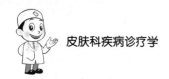

干、四肢,尤以小腿伸侧为甚。表现为大片鲜红色斑,在红斑基础上有针头至粟粒大小的丘疹、丘疱疹。伴有剧痒,搔抓后可出现抓痕、血痂,久之皮肤粗糙增厚。

（一）病因和发病机制

由夏季的持续高温、闷热引起,和湿度关系较大,特别是在温度高于30℃的环境下易发病。

（二）临床表现

常对称累及四肢伸侧和躯干部,尤以双侧胫前多见。皮损初起为红斑,继之出现密集成片的针头至粟粒大小的丘疹和丘疱疹,搔抓后可出现抓痕、血痂、皮肤肥厚及色素沉着,无糜烂、渗出。自觉瘙痒和轻度灼热感。病情与气温和湿度密切相关,气温高、湿度大且持续时间长则病情加重,而气温下降时则明显好转并可逐渐自愈。

（三）诊断和鉴别诊断

根据典型临床表现容易诊断。根据本病有明显的季节性,皮疹为大片红斑基础上的丘疹、丘疱疹,有剧痒,天气转凉后可自然减轻或消退的特点,容易诊断。

本病应与痱子、夏季瘙痒症等进行鉴别。

（四）预防和治疗

应注意室内通风、散热,保持皮肤清洁干燥。

外用药物治疗以清凉止痒为主,也可外用糖皮质激素。瘙痒显著者可口服抗组胺药。治疗可外用1%酚炉甘石洗剂、1%薄荷炉甘石洗剂,1%薄荷酒精或糖皮质激素外用制剂,效果满意。

四、痱子

痱子亦称粟粒疹,是汗孔闭塞导致皮肤内汗液潴留的一组疾病。痱子是夏季或炎热环境下常见的表浅性、炎症性皮肤病。因在高温闷热环境下,大量的汗液不易蒸发,使角质层浸渍肿胀,汗腺导管变窄或阻塞,导致汗液潴留、汗液外渗周围组织,形成丘疹、水疱或脓疱,好发于皱襞部位。

（一）病因和发病机制

在高温闷热环境下汗液的浸渍、角质层过度脱脂及表皮较多的细菌繁殖均能导致汗孔闭塞、汗液排泄受阻,汗管破裂,汗液外渗周围组织而发病。由于环境中气温高、湿度大,出汗过多,不易蒸发,汗液使表皮角质层浸渍,致使汗腺导管口变窄或阻塞,汗腺导管内汗液潴留后因内压增高而发生破裂,外溢的汗液渗入并刺激周围组织而于汗孔处出现丘疹、丘疱疹和小水疱。细菌繁殖、产生毒素,可加重炎症反应。有人认为,汗孔的闭塞是由于原发性葡萄球菌感染,也有人认为痱子的发生与出汗过多无关,而与皮肤表面大量繁殖的微球菌有关。

(二)临床表现

依据汗管损伤和汗液溢出部位的不同可分以下 4 种类型。

1. 白痱

白痱又称晶形粟粒疹,由汗液在角质层或角质层下汗管溢出引起。好发于卧床不起、术后体虚、高热患者的躯干和间擦部位。皮损为成批出现的针尖至针头大小的浅表透明水疱,表面无潮红,疱壁薄容易破裂。无自觉症状或有轻微瘙痒。1～2d 内吸收,遗留极薄的细小鳞屑。

2. 红痱

红痱又称红色粟粒疹,由汗液在表皮螺旋形的汗管处溢出引起。可发于除掌跖外的身体任何部位,尤以额、颈、躯干处为甚。皮损为密集排列的针头大小丘疹、丘疱疹,周围绕以红晕。伴有瘙痒和灼热感,搔抓后可致皮肤破损和继发感染如毛囊炎、疖等。

3. 脓痱

脓痱又称脓疱性粟粒疹,多由红痱发展而来。好发于幼儿皮肤皱襞处及头颈部。皮损为针头大的浅脓疱或脓性丘疱疹,细菌培养常为无细菌生长。

4. 深痱

深痱又称深部粟粒疹,阻塞的汗管在真皮-表皮交界处破裂,表皮汗管常被反复发作的红痱破坏使汗液阻塞在真皮内而发生。多累及热带地区反复发生红痱者。好发于躯干,也可波及肢体和面部。皮损为密集的、与汗孔一致的非炎性丘疱疹,出汗时皮疹增大,皮肤可因汗腺导管阻塞而致出汗不畅或无汗。

(三)诊断和鉴别诊断

根据发病季节、典型皮损等可以确诊。

本病需与夏季皮炎、急性湿疹等进行鉴别。根据皮疹在炎热环境中发病,好发于皱襞部位,为密集分布的丘疹或非炎症性水疱,出汗后明显增多,自觉症状不明显,天气转凉后好转,诊断不难。有时需与夏季皮炎鉴别。后者发病有明显季节性,皮疹为大片红斑基础上的丘疹、丘疱疹,有剧痒。

(四)预防和治疗

夏季应保持通风降温,减少出汗,保持皮肤清洁干燥。保持室内通风、凉爽,以减

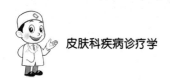

少出汗和利于汗液蒸发。衣着宜宽大,便于汗液蒸发。及时更换潮湿衣服。经常保持皮肤清洁干燥,常用干毛巾擦汗或用温水勤洗澡。痱子发生后,避免搔抓,防止继发感染。

1. 外用药物治疗

外用药物治疗以清凉、收敛、止痒为原则,洗澡后外用痱子粉或含有薄荷、樟脑成分的粉剂、洗剂,脓痱可外用2%鱼石脂炉甘石洗剂、黄连扑粉。

2. 口服药物治疗

瘙痒明显可口服抗组胺药,脓痱外用治疗效果不佳可口服抗生素;也可服用清热、解毒、利湿的中药(如金银花)。

3. 局部治疗

局部外用清凉粉剂如痱子粉外扑,或用清凉止痒洗剂如1%薄荷炉甘石洗剂、1%薄荷酊;脓痱可外用2%鱼石炉甘石洗剂、黄连扑粉。

4. 全身疗法

瘙痒明显时口服抗组胺药。脓痱感染时选用抗生素。

五、冻疮

冻疮是一种发生于寒冷季节的末梢部位皮肤局限性、瘀血性、红斑炎症性疾病。冻疮是冬天的常见病,据有关资料统计,我国每年有两亿人受到冻疮的困扰,其中主要是儿童、妇女及老年人。冻疮一旦发生,在寒冷季节里常较难快速治愈,要等天气转暖后才会逐渐愈合,欲减少冻疮的发生,关键在于入冬前就应开始预防。

轻度冻疮是在室温下按摩一段时间,使冻伤部位自然复温,然后再使用血管扩张剂扩张血管,改善微循环,还可以外涂蜂蜜猪油软膏、10%樟脑软膏或辣椒酊。但是绝对不能用火烤或用热水烫。

(一)分类

冻伤是人体遭受低温侵袭所引起的组织损伤。分为两类:

一类称非冻结性冻伤,是由10℃以下至冰点的低温,潮湿引起如冻疮、战壕足等;另一类为冻结性冻伤,由冰点以下低温所造成,如局部冻伤和全身冻伤。

全身冻伤,患者有寒战,四肢发凉,皮肤苍白或青紫。体温下降时,全身麻木,四肢无力,嗜睡,神志不清进而昏迷。

(二)程度

Ⅰ度冻伤:伤及表皮层。局部红、肿、痒、痛、热。约1周后结痂而愈。

Ⅱ度冻伤:伤达真皮层。红、肿、痛、痒较明显,局部起水泡,无感染结痂后2~3周愈合。

Ⅲ度冻伤:深达皮下组织。早期红肿并有大水泡,皮肤由苍白变成蓝黑色,知觉消失,组织呈干性坏死。

Ⅳ度冻伤:伤及肌肉和骨骼。发生干性和湿性坏疽,需植皮和截肢。

(三)病因和发病机制

长期暴露于寒冷、潮湿的空气中,加上患者末梢血液循环较差为主要发病因素,缺乏运动、手足多汗、营养不良、贫血、鞋袜过紧、户外工作及慢性消耗性疾病,均可为本病诱因。受冻部位的皮下动脉由于寒冷的刺激而收缩,导致血流淤滞、组织缺氧引起细胞损伤,如受冻时间较长,动脉持续痉挛,导致血管麻痹而出现静脉瘀血,毛细血管扩张,渗透性增加,血浆渗入组织间隙而引发本病。

(四)临床表现

本病易发于初冬、早春季节。各年龄组均可发生,但以儿童、青年妇女或末梢血循环不良者多见。好发于肢端、耳郭、鼻尖等末梢部位。皮损为局限性水肿性紫红斑,按之色退,去压后红色恢复,严重时可有水疱,破溃后形成溃疡。局部有肿胀感,暖热后瘙痒,溃烂后疼痛。系机体对寒冷发生的异常反应。冻疮是寒冬或初春季节时由寒冷引起的局限性皮肤炎症损害。好发生在肢体的末梢和暴露的部位,如手、足、鼻尖、耳边、耳垂和面颊部。现代医学认为冻疮是因为患者的皮肤耐寒性差,加上寒冷的侵袭,使末梢的皮肤血管收缩或发生痉挛,导致局部血液循环障碍,使得氧和营养不足而发生的组织损伤。中医学认为本病的发生是由于患者阳气不足,外感寒湿之邪,使气血运行不畅,瘀血阻滞而发病。

众所周知,手脚和耳郭是人体血液循环的末梢部分,亦是冻疮的好发部位。深秋以后,气温突然降低,末梢血管内的血流也随即变得缓慢。当温度低于10℃时,上述部位的皮下小动脉遇冷收缩,静脉回流不畅,从而发生冻疮。也有部分患者是因为血管先天性变异、血管狭窄导致血流不畅而诱发冻疮的。因此,预防冻疮应针对其发病机理,提前采取措施,往往有事半功倍之效。

(五)诊断和鉴别诊断

根据典型临床表现易于诊断。本病应与多形红斑等进行鉴别。

1.多形红斑

亦好发于手背、指缘等处,但损害为多形性,常见有典型的虹彩状红斑,又称为靶

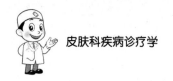

样损害,中间紫红、边缘淡红,无瘀血现象,经过急性,多见于春秋两季。

2. 结节性红斑

好发于小腿伸侧,炎症明显,疼痛剧烈,不形成水疱及溃疡,与寒冷季节无关。

3. 肢端青紫症

多见于成年妇女,两小腿青紫,皮肤冷觉,微肿,远端着色重,不破溃,自觉症状缺如,终年症状不消,与季节无关。

(六)治疗

1. 中医治疗冻疮的方法

在中医学上来说,由于冻疮患者大多体质阳虚,故气血运行不畅,凝滞脉络,久而久之肌肤便会失去养分,导致阴寒久伏于脉络,因此,冻疮会反复发生。而在夏季治疗冻疮,正是中医学的一大特色。《素问·四气调神大论》中曾提出"春夏养阳"治疗法则。根据中医阴阳四时消长变化论,人体阳气春夏多生发而旺盛,秋冬多收敛而衰弱,这是人与自然相应的结果。利用夏季气温高,机体阳气充沛的有利时机,调整人体的阴阳平衡,使一些宿疾如冻疮得以恢复。

肾阳虚者,可受夏季自然界阳气隆盛的影响,使人体阳气在夏季处于节律变化的高峰,体内凝寒之气,因此有易除易解可能,加之夏季皮肤毛孔容易扩张,如配合活血化瘀药物乘其势而治之,往往可收到事半功倍的疗效。反之,在冬季人体处于阳气年节律变化的低谷值,即使补之,疗效亦难尽如人意。李斌医师表示,由此可见,冬病夏治法基本思想是:一方面借助自然界夏季阳旺阳升之势,体内阳气有随之欲升欲旺,凝寒之气易解的状态,配合活血化瘀药物乘其势而治之,以求更好地发挥扶阳祛寒治疗目的。另一方面可使温阳之气内存,阳气充足则冬季不易被严寒所伤。

2. 夏治冻疮

冻疮如果在夏天就积极防治,当年冬天即可见效。这也是中医药冬病夏治的具体体现。

(1)选用成熟的紫皮独头蒜,剥去外皮,捣碎成泥,在阳光下曝晒至温热,将蒜泥薄薄地涂在冬天易冻伤的部位。每日涂 3~5 次,连续 5~7d。

(2)取干红辣椒 5~7 个,加水煮沸成辣椒汤,待水不烫时泡洗易患冻疮的部位,每日 1 次,连用 5d。

(3)取鲜芝麻叶在生过冻疮的皮肤上搓擦 20min,让叶汁留在皮肤上,1h 后用水洗净。每日数次,连擦 1 周。

(4)生姜切片擦常患冻疮处,每日 1~2 次,连擦 1 周。

（5）红花 10g、桂枝 15g,煎汁擦洗易冻伤部位,每日 1 次,连用 5d。

（6）鲜茄根 50g,水煎浓汁后待不烫时洗擦患处,每日 1 次。

3. 针灸

（1）体针

①取穴:主穴阿是穴、周围经穴。阿是穴位置为病灶区(下同)。

②治法:先将穴区充分消毒,在冻疮周围穴位浅刺,再从冻疮周围皮肤(约距冻疮边缘 0.2cm 之健康皮肤)开始,围绕冻疮用 28 号 1 寸毫针缓慢刺入皮内,急出针,不宜出血。然后,在冻疮边缘,每隔 0.2~0.5cm 刺 1 针,浅刺成一圈,再在距 0.25~0.50cm 的病灶上,复刺一圈,刺点要错开,勿平行。如此逐渐向冻疮中心围刺,刺点也逐渐减少,最后在中心用粗毫针点刺 1 针出血。隔日 1 次,不计疗程。

③疗效评价:以上述方法共治 295 例患者,结果全部获愈。

（2）艾灸

①取穴:主穴阿是穴。

②治法:艾卷点燃后,以雀啄灸法,直接将燃着端接触阿是穴,以每秒钟快速点灸 2~3 次为宜,患处有轻度灼痛或灼热感,但不会留下疤痕。每次 5~10min,每日或隔日 1 次,7 次为一疗程。

③疗效评价:共治 79 例,结果临床治愈 92 例,占 91.1%。

（3）刺血

①取穴:主穴阿是穴。

②治法:选取红、肿、胀、痛最显著的部位,常规消毒,用三棱针迅速点刺,放血 3~5 滴。每次根据症情,取 3~5 处放血,每日或隔日 1 次,6 次为一疗程,一般只需治一疗程。

③疗效评价:以上法共治 50 例,均在 3~6 次内获愈,总痊愈率为 100%。

（4）体针加穴位紫外线照射

①取穴:主穴阳池、阳溪、外关、合谷。

②治法:上穴均取,以 1.5 寸毫针进针后提捻转,得气后留针 20min,行针 3~4 次。用 U 型管功率为 500W 紫外线治疗灯,以平均生物剂量(MED)照射双手 30s,灯距 50 厘米,首次剂量 5MED,以后每次递增 2MED,每日 1 次,6 次为一疗程。

③疗效评价:共治 65 例,痊愈 48 例,显效 17 例,总有效率达 100%。

4. 植物精油治疗冻疮有妙方

治疗冻手或冻疮在按摩的同时,患者首先会想到药物来治疗,目前市面上的治疗

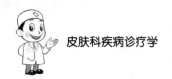

冻疮的药物主要以维E为主,要么有偏方干脆就用辣椒水的办法,刺激皮肤,但人体所感受的痛苦可以可想而知!其实大可不必"病急乱投医",经科学发现部分天然植物精油如阿甘油具有高含量的维生素E和不饱和脂肪酸,维生素E是已被科学证实的能对抗皮肤疾病,维生素E能使皮肤毛细血管扩张,促进血液循环,同时它又是一种很强的抗氧化剂,在对抗冻疮等皮肤疾病的同时,修复冻疮等的伤口疤痕。其富含的不饱和脂肪酸,固醇,角鲨烯等稀有化学成分也是对付冻疮等皮肤疾病的重要因素。

用法:将少量(几滴便可,特别是阿甘油)的精油涂抹于患处即可,每次数次,不刺激皮肤,效果非常好。

(七)防治

1.温差水泡法

取一盆15℃的水和一盆45℃的水,先把手脚浸泡在低温水中5min,然后再浸泡于高温水中,如此每天重复3次,可以锻炼血管的收缩和扩张功能,减少冻疮的发生。

2.服、擦药物法

有冻疮体质者,可在入冬前1个月增加维生素A、C及矿物质的食入,可口服烟酰胺片0.1g,每日3次,钙片0.5g,每日3次,以提高机体耐寒力。也可在冻疮好发部位涂擦辣椒酊(取干辣椒20g,密闭浸泡于75%酒精500ml中,7d后可用),每日擦2~3次。

3.茄辣蒜洗法

取干茄子梗茎100g,辣椒茎60g(缺时可用干辣椒30g),大蒜一把(约150g),共煎水趁热浸泡患处,每日1次,连用三次。

4.桂苏陈洗法

取桂枝、苏叶各50g,陈皮20g,加水500ml,煮沸15min,去除药渣,待药液凉至40℃,将患处浸入药液15~20min,每日3次。适于冻疮初起,红肿瘙痒,疮面未溃者。

5.柏硝敷法

取芒硝、黄柏各适量。冻疮未溃者,芒硝用量大于黄柏一倍;已溃破者,黄柏用量大于芒硝一倍。两药共为极细末,用时以冰水或雪水调敷患处,每日换药1次。局部症状轻微者,可按未溃破用药比例,将黄柏煎水溶化芒硝,外洗患处。未溃破者5~6d为一疗程,溃破者10~11d为一疗程。

6.芫花荑酊

取芫花6g,红花3g,吴茱萸10g,浸入普通白酒或75%酒精150ml中1~2周后,过滤去渣备用。用时取药液外搽患处。连用2~3d。

7. 红灵酒

取当归、桂枝各 60g,红花、川椒、生姜各 15～30g,细辛 15g,冰片 5～10g。上药入普通白酒或 75% 酒精 1000ml 中浸泡 7d,纱布过滤,装瓶备用。使用时将患部洗净拭干,用药棉蘸药液涂擦局部(未溃烂者),每天 4～5 次,连用 5～7d。

8. 当归四逆汤熏法

取当归、芍药各 20g,桂枝 15g,细辛、甘草各 5g,木通、生姜各 10g,大枣 5 枚。将药入适宜容器内,加水 500ml,加热煮沸(文火)后 5min 离火。用蒸气熏冻疮部位,待药液降至适当温度,将冻伤部位浸入带有药渣的药液内浸泡 15～20min。每天两次。一剂药可连用 4 次。适用于学龄儿童的手足冻疮。

(八)护理

严冬季节皮肤暴露处应当保护,如出门时使用口罩、手套、防风耳罩。涂少量凡士林可减少皮肤散热,也有保温作用。鞋袜大小、松紧要合适,不要过紧过小。

潮湿可加速体内热量的散发,容易发生冻伤,因此要保持服装鞋袜的干燥,受潮后要及时更换,有利于保温。

要避免肢体长期静止不动,坐久了、立久了要适当活动,以促进血液循环、减少冻疮发生。

冬季易患冻疮的人,除皮肤起水泡或溃烂者外,可用生姜片或辣椒涂擦易患冻疮的部位,每日 2 次,可减轻或避免冻疮的发生。

对已患冻疮的部位,应加强保暖。

可用 100W 灯泡代替红外线仪进行照射治疗。并经常按摩,以促进血液循环。约 1 周后,症状即可消失,表皮逐渐脱落,不留疤痕。

对已经溃破的创面,可先消毒周围正常皮肤,再用无菌温盐水清洗创面后,涂以抗菌药物加以包扎。并经常检查创面愈合情况和更换药物及包扎纱布等。

(九)注意事项

①忌用火烤,热水烫等加热措施复温。禁用冷水浴,用雪搓,捶打等方法。

②在温暖的环境中可给患者少量热酒,促进血液循环及扩张周围血管。但寒冷环境中不宜饮酒,以免增加身体热量丢失。

③在冻伤的急性期,必须避免伤肢运动。急性炎症一旦消散,应尽早活动指(趾)关节,防止关节僵直,有助于肌张力恢复,保护肌腱和韧带的灵活性。

④重伤员应注射破伤风类毒素,预防破伤风发生。

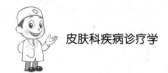

⑤预防冻伤,应坚持体育锻炼,增强抗寒能力,常用冷水洗手、洗脸、洗脚。冬季要注意对身体暴露部位的保暖还可涂些油脂。站岗值勤应适当活动,促进血液循环。用茄子秸或辣椒秸煮水,洗容易冻伤的部位,或用生姜涂擦局部皮肤,都有预防冻伤作用。

⑥Ⅱ度,Ⅲ度冻伤患者要及时到医院治疗。

(十)预防

①在日常生活中进行耐寒锻炼,如冷水洗脸,冷水洗足,或冬泳。

②在寒冷环境下工作时宜注意肢体保暖、干燥。

③对手、足、耳、鼻等暴露部位应予保护,鞋袜不宜过紧。

④在寒冷环境下工作时间不宜过长。

⑤受冻后不宜立即着热或烘烤,以防溃烂成疮。

六、鸡眼与胼胝

(一)概述

鸡眼,俗称"肉刺",是由于局部皮肤长期抗体受到挤压摩擦而造成增生的角质层,形如圆锥体,嵌入皮内,尖顶突入真皮中,压迫神经末梢,局部一旦受压或受挤就会引起明显的疼痛。长久站立和行走的人较易发生,摩擦和压迫是主要诱因。

"胼胝"俗称"脚垫子"。指手掌、足跖部位皮肤的局限性增厚。出《诸病源候论》卷三十。其病因为患处长期受压,摩擦,使局部气血受阻,皮肤失营所致。常发于掌跖突起部位。症见患处皮肤增厚,以中央为甚,触之坚硬或有疼痛,边缘不清,表面多光滑,呈黄白色或淡黄褐色,如生于足部者可因疼痛影响行走。治疗可用刀削割去增厚部分,后敷水晶膏,同时可配合用生半夏末,凉水调搽患处。胼胝是由于皮肤长期受压迫、摩擦发生的硬而平滑的角质增厚,是皮肤对长期机械性摩擦的一种反射性保护性反应,一般不影响健康和劳动。

鸡眼和胼胝均系长期压迫和摩擦诱发的角质层增厚。

(二)病因和发病机制

鸡眼是因为长久站立和行走的人较易发生,摩擦和压迫是主要诱因。紧窄的鞋靴或畸形的足骨可使足部遭受摩擦或受压部位的角层增厚,且向内推进,成为顶端向内的圆锥形角质物。

胼胝是一种发生在足底的皮肤病,俗称"老茧"。主要发病于中老年人,其次现代时髦青年女性。表现为足底前跖突出的皮肤局限性增厚,呈蜡黄、质地硬。站立行走时，犹如鞋底内有小石块硌脚，明显感到不适，严重可有针刺样疼。指手掌、足跖部位皮肤的局限性增厚。

其病因为患处长期受压，摩擦，使局部气血受阻，皮肤失营所致。常发于掌跖突起部位。症见患处皮肤增厚，以中央为甚，触之坚硬或有疼痛，边缘不清，表面多光滑，呈黄白色或淡黄褐色，如生于足部者可因疼痛影响行走。治疗可用刀削割去增厚部分，后敷水晶膏，同时可配合用生半夏末，凉水调搽患处。胼胝为长期的机械刺激所引起。如穿着的鞋过小、过紧或鞋的质地过硬；足跖骨过于突出，或是过于瘦薄，也容易磨出胼胝。此外，对于从事某一职业者，也可出现特定部位的胼胝。

足底发生胼胝常见原因：因某些职业需要长时间的行走或站立；经常穿不合脚的鞋子；喜欢穿尖头狭紧的高跟皮鞋；异常的行走步态等。该病发展缓慢，早期无症状，急性发病者，常继摩擦起疱而形成。病久皮损增厚，严重时伴有压痛，临床上患者容易与鸡眼混淆。鸡眼表现皮损面积较小，为针状圆锥形角质栓嵌入足底的皮肤内，受压疼痛明显。

多发于手掌或足跖部皮肤。因长期受压或摩擦，局部气血运行阻滞而发生皮肤角质增生变厚，以跖、掌突出部位为常见。皮肤增厚以中央为甚，触之坚硬，边缘不清，表面多光滑，呈黄白色或淡黄褐色，多无自觉症状。但也有在足跟部或跖部的胼胝。因挤压太甚或有继发感染而顽硬肿痛，不能行走的，称之为"牛程蹇"。

二者均与长期机械刺激（如压迫和摩擦）引起角质层过度增生有关。

（三）临床表现

1.鸡眼

本病好发于成人的足跖前中部、小趾外侧或拇趾内侧缘，也可见于趾背及足跟，偶见于手部。皮损为嵌入皮内的圆锥形角质栓，一般如黄豆大或更大，表面光滑，与皮面平或稍隆起，境界清楚，呈淡黄或深黄色，稍透明，尖端呈楔形嵌入真皮部位，其下可见一层灰白薄膜即鸡眼滑囊。行走受压时自觉疼痛。

2.胼胝

多对称发生于手足。皮损为蜡黄色、扁平或稍隆起的局限性角质肥厚斑块，质地坚实，表面光滑，边界不明显，中央较厚边缘薄，表面皮纹清晰，局部汗液分泌减少、感觉迟钝。多无自觉症状，严重者可疼痛。

（四）诊断和鉴别诊断

根据好发部位和典型皮损易于诊断，有时需与跖疣进行鉴别。本病根据损害特点

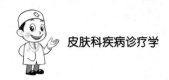

及好发部位一般诊断不难。应鉴别如下：

跖疣：不限于足底受压部位，表面呈乳头状角质增生，皮纹中断常有黑色出血点，挤压痛明显；

胼胝：见于跖部压迫处，不整形角化斑片或条状，表面光滑，边缘不清，行走或摩擦不引起疼痛。

掌跖点状角化病：掌跖部多发性孤立和圆锥形角质物，不楔入皮内，不限于受摩擦部位。

（五）预防和治疗

应穿大小合适、质地柔软的鞋子，以减少摩擦和挤压。

鸡眼患者可外用鸡眼膏，但应保护周围正常皮肤，也可将鸡眼挖除。首先除去施加于皮肤上的压迫和摩擦，如不穿高跟鞋和硬底鞋，鞋内加柔软鞋垫，鸡眼可望自行消退，若不除去，鸡眼难以治愈。其次可按以下方法治疗：

①软硬鸡眼均可外用 30% 水杨酸火棉胶，每天 1 次，1 周后用热水浸泡，去除鸡眼的角锥和皮损浸软发白的部分，直至脱落。

②外用市售鸡眼膏。先用热水浸泡患处，削去表层角质增生部分，并尽可能将中心角质栓小心削去，将鸡眼膏的红色药块对准此核心部位贴牢，每周换药 1 次，换药前削去已浸白的部分，直到脱落。

③可用液氮冷冻治疗。

④如果脚部鸡眼用各种方法治疗无效，可考虑手术切除。

⑤中药治疗及针灸治疗。

胼胝具有一定保护作用，一般无须治疗，若能减少摩擦多能痊愈。较厚皮损可先用热水浸泡再用刀削除，也可外用角质剥脱剂如硫黄水杨酸软膏、维 A 酸软膏。

①纠正畸形，穿合适的鞋子，垫以软质鞋垫。

②外用药物（如高浓度的尿素霜、水杨酸、维 A 酸霜或其他的角质剥脱剂）治疗。

③手术治疗。

④液氮冷冻治疗。

⑤皮疹较厚者可先用热水将其浸软后，用刀削去表面角质层，但不要损伤正常皮肤，以免引起感染。

七、手足皲裂

手足皲裂是指由各种原因引起的手足部皮肤干裂，既可是一种独立的疾病，也可以是某些皮肤病的伴随症状。手足皲裂是手、足部皮肤由于各种原因所致的皮肤干燥和线状裂隙的一种疾病。本病是为常见的一种皮肤病,多见于老年人及妇女。因经常受机械性或化学性物质的刺激,加之冬季气候寒冷,皮下汗腺分泌减少,皮肤干燥,皮肤角质增厚,失去弹性,故当手足运动时极易发生皲裂。

本病中医称之为"手足皲裂""手足破裂""皲裂伤口"等,其病是因外感风寒,引起肌体气机不调,血脉运行不畅,四肢末端经脉失养,渐枯渐槁变脆,反复摩擦或牵引,乃至皲裂而成。

(一)病因和发病机制

由于掌跖部位皮肤较厚且无皮脂腺,在日常生活工作中受到摩擦可变得更厚而失去弹性,在干燥季节或环境下由于局部动作对皮肤的牵拉,可产生皲裂。局部皮肤经常摩擦,接触酸、碱或有机溶剂的人群易发本病;某些皮肤病(如慢性湿疹、手足癣、掌跖角化症、鱼鳞病)也易出现皲裂表现。

(二)临床表现

好发于冬季。多累及成年手工劳动者的掌跖或经常受摩擦、牵拉的部位。皮损多顺皮纹方向发生。根据裂隙深浅程度可分为三度:一度仅达表皮,无出血、疼痛等症状;二度达真皮浅层而觉轻度疼痛,但不引起出血;三度由表皮深入真皮、皮下组织,常引起出血和疼痛。

(三)诊断和鉴别诊断

根据典型临床表现易于诊断。

由于湿疹和手足癣等也可发生皲裂,有时需要与本病鉴别。

根据手足皲裂的客观表现和主观症状,诊断并不困难。但有时需与下列手足疾病鉴别:需与良性皮肤肿瘤相鉴别。

1. 手足癣

手足癣也可因瘙痒搔抓而引起裂口疼痛,但手足癣有下列特点:

(1)常局限一侧掌或跖、指(趾)间,很少局限于足跟。

(2)原发损害为丘疹、水疱。

(3)常有痒感,甚少疼痛。有时常年发生皲裂,不一定冬重夏轻或夏季痊愈,反而有时夏季更趋严重。

(4)常与趾、指甲癣并发。

(5)常可在皮损处找到真菌。

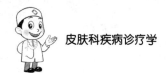

应指出,有时手足皲裂可并发手足癣,两病可互为因果。据调查,并发率达30%~85%。

2. 手足湿疹

有时手足湿疹可因瘙痒搔抓而致裂隙疼痛,但湿疹如急性或亚急性时,原发损害的红斑、丘疹、水疱等,多伴痒感。如为慢性,则常位于掌跖并累及手足背部,且多伴皮肤粗厚及痒感,故二者可鉴别。手足皲裂可与手足湿疹并存,并存率约1.4%。

3. 鱼鳞病

有时在鱼鳞病基础上更易并发手足皲裂,尤在寒冷季节鱼鳞病加重时,两病伴发率为24%~47%。

4. 掌跖角化症

系一种先天性疾病,因角化过度易造成皲裂。但掌跖角化症不一定在冬秋季形成皲裂,有时可常年发病,两病的伴发率为2.4%。

(四)治疗

对手足皲裂应防治结合,防重于治,否则一旦皲裂形成,治愈就较缓慢。防治措施包括:

劳动后洗净手足,冬季外用油脂保护,并注意保暖。对同时并存的手足癣、湿疹和鱼鳞病等进行治疗。

1. 西药疗法

(1)尿囊素乳膏是治疗手足皲裂的一种比较理想的药物,其作用有:水合(滋润)、分解及去除角质;刺激上皮增生,缩短愈合时间;对皮肤有安抚麻醉作用,可减轻或解除疼痛。其疗效明显优于15%尿素软膏及单纯脂。愈裂贴膏是以尿囊素、白及、维A酸及苯丙咪唑掺入到普通氧化锌橡皮膏中制成的硬膏剂型,其中2号(尿囊素0.4,白及100.0)、3号(尿囊素0.4,维A酸0.2,苯丙咪唑1.0)对手足皲裂疗效显著。用药前先用热水浸泡患处,促使角质软化;如角质过厚者,在浸泡后将增厚角质用刀片削薄,然后按皮损大小剪取大于皮损面积的愈裂贴膏敷贴,2~3d更换1次或每日1次。

(2)甘油搽剂外用可在3~7d内使手足皲裂治愈,处方:甘油60%,红花油15%,青黛4%,香水1%和75%乙醇20%,将各药混合调匀外搽,每日3次。

(3)1%~20%尿素软膏:外涂,用于去除厚积的角质层。

(4)氧化锌硬膏:粘贴于皲裂外,以促进愈合。

(5)5%水杨酸软膏:外涂,每日涂3~4次至愈。

(6)0.05%维A酸软膏:外涂。

（7）并发细菌感染时可涂擦抗生素软膏。

2. 中药疗法

中医认为手足皲裂是由于肌肤骤受寒冷风燥以致血脉阻滞、肤失濡养而造成。治疗方法以濡养润燥为宜。一般不需内服药，如病情严重可适当予以养血润肤方剂，经验方：黄芩、桃仁、红花、生地、熟地、天冬、麦冬、天花粉、当归各 10g，黄芪 12g，升麻 6g，水煎服，每日 2 次，每次 150ml。中成药可选用八珍丸、人参养荣丸治疗。

（1）外治法：中成药可选用愈裂利肤霜、润肌膏、玉黄膏，紫草油等涂布患处。还可以自制愈裂膏疗效较好取白及 10g，广丹 20g 香油 50ml。将白及放入香麻油内，文火煎枯，去白及放入广丹，熬至滴水成珠，去火冷却，凝固成膏。用时将膏加热熔化滴至裂口内，即可止痛，逐渐使裂隙平复。或取甘油 60%、红花油 15%、青黛 4%、香水 1%～75% 酒精 20% 将各药混合调匀外搽，每日 3 次。

（2）饮食疗法：取肥羊肉 500g、当归 30g、生姜 15g。加调料烹制食用，连服 2 周。或用猪皮煨煮成厚膏状，加适量红糖或冰糖每次服 50g，每日 2 次。还可以取桂圆肉、黑芝麻各 30g（炒熟细研末）阿胶 250g。先将阿胶用黄酒浸软并蒸化，加入桂圆肉、冰糖，直至糖化完停火。每次服 20g，每日 2 次。

手足皲裂一症，防重于治。患者在日常生活中要注意洗手足时尽望避免用太多碱性过强的肥皂、碱水及其他洗涤剂。冬季常用温水浸泡手足.浴后擦干，除用护肤品保持皮肤儒润，并要注意保暖。在容易引起职业性手足皲裂的环境中工作时应加强劳动保护减少患病的可能性。同时患在手足癣，湿疹等疾病者要积极予以相应的治疗。裂口处肿痛厉害，甚至周身淋巴结也疼痛者不能作一般皲裂症自疗须加服消炎药，局部搽莫匹罗星或多维邦等消炎药膏之类。

另外，易发生于手足皲裂的患者在干燥寒冷的季节宜多吃油脂。病程较长或年老患者应该增加营养，滋补气血适当多吃一些猪肝、猪皮、羊肉、阿胶、鱼肝油丸之类食品也十分必要。

（3）中成药：①紫归治裂膏：外用，洗净患处，用温热水浸泡，使局部变软后揩干，再将膏药贴于患处，每 2～3d 换药一次。②生肌玉红膏：外用，清洗疮面后涂敷本品，一日 1 次。③橡皮生肌膏：外用，涂患处，每日涂药 1～2 次，每次涂药厚度为 1～2mm。④养血荣筋丸：每次 1 丸，一日 2 次，温开水送服。

疾病验方：①白及 30g，大黄 30g，冰片 3g，共研为细粉，混合备用。同时加少许蜂蜜，调成糊状，外涂患处，每日 3 次，一般用药 2～3d 即可见效，5～8d 即可痊愈。②正红花油 20ml，甘油 60ml，75% 酒精 20ml，3 者混合搅匀，装瓶备用.使用时取药液涂抹

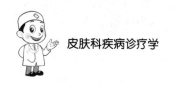

患处,每日 3 次。一般患者经 3~10d 可痊愈,重者需 10~20d 治愈。

（五）疾病预防

手足皲裂是老年人冬季较为常见的一种皮肤病,在干燥寒冷的季节宜多吃油脂。

病程较长或年老患者应该增加营养,适当多吃一些猪肝、猪皮、羊肉、阿胶、鱼肝油丸之类食品。

由于冬季气候寒冷干燥,老年人出汗较少,皮肤易干裂起皱,因此应特别注意手和足部的防寒保暖,经常用温热水泡洗,外搽一些油脂性的护肤品,以免发生冻疮而加剧手足皲裂。

平时生活中还应注意饮食多样化,多吃水果和蔬菜,多饮水,适量摄入富含蛋白质的食物,保持皮肤的水分和弹性,这样就可预防手足皲裂的发生。

八、褶烂

褶烂又称摩擦红斑、间擦疹。擦烂红斑别名褶烂、间擦疹,是皱褶部位的皮肤由于潮湿、温暖、摩擦等引起的急性皮肤炎症。好发于皱褶部位,如腹股沟、腋下、乳房下等,皮疹为红斑、丘疹,部分呈水疱,继而糜烂、渗出,边界清楚,悬附着花边样的浸软发白的鳞屑。指间糜烂好发于第三、四指间,除有边缘清楚的湿润性红斑外,常有皲裂,主要为局部治疗。

（一）病因和发病机制

皮肤的皱褶部位由于温热、出汗、潮湿引起角质层浸渍,活动时使皮肤相互摩擦刺激而产生浅表性皮肤炎症。该病主要是皮肤皱襞处由于皮肤面密切接触,局部湿热散发不畅,汗液潴留,导致浸渍,加之活动时皮肤面不断摩擦刺激而引起急性炎症。常继发细菌或白念珠菌感染。

尿便失禁时由于过分的潮湿、尿和粪便中存在化学性刺激物以及微生物的感染,易引起褶烂。

（二）临床表现

本病多发于湿热季节。好发于婴儿和肥胖成人的皱褶部位(如颈、腋下、乳房下、腹股沟、臀沟、指和趾缝等处)。皮损初起为境界清楚的鲜红或暗红斑,表面潮湿,分布与相互摩擦的皮肤皱褶一致,如不及时处理,皮损表面可出现丘疹、水疱、糜烂、渗出,严重者可出现溃疡。自觉瘙痒或灼痛。若继发念珠菌感染,则白色浸渍更加显著,并可出现卫星状丘疹;若继发细菌感染则可出现脓性分泌物并有灼痛。

（三）诊断和鉴别诊断

根据典型临床表现易于诊断。

本病应与念珠菌病、急性湿疹、尿布皮炎等进行鉴别。

该病应与下列疾病做鉴别：

念珠菌性间擦红斑：初发为一小疱，迅速变为脓疱，然后糜烂但无明显渗液，周边常有炎症性丘疹及膜状脱屑；真菌镜检阳性。

急性湿疹：原因不明，部位无定，皮疹多形性，渗出明显，境界不清，瘙痒剧烈，易于复发。

接触性皮炎：有接触史。多见于暴露部位，常有大疱，炎症较著。

股癣：边缘炎症明显，有丘疹小疱和鳞屑，中心自愈，真菌镜检阳性。

（四）治疗方法

治疗主要为局部治疗，方法有：

①用 Burow 溶液湿敷渗出性病损，每天 3 或 4 次。

②皱褶部位撒上干燥粉剂，并以吸湿性棉布隔开。

③外涂炉甘石洗剂可起安抚和干燥作用。红斑时可撒布粉剂，如硼酸滑石粉、痱子粉、松花粉外扑；或搽硼酸乳膏后再撒粉剂。

④初期可用糖皮质激素或激素抗生素洗剂或霜剂，或凝胶剂涂患处，每日 2 或 3 次。然而要避免长期使用。

⑤新生儿皮肤褶烂可用鞣酸软膏治疗。处方：鞣酸 100g，甘油 200g，焦亚硫酸钠 2g，蒸馏水 20ml，单软膏 678g，经加热、搅匀配制成鞣酸软膏 1000g。

⑥伴有局部感染者，可用敏感的抗生素治疗。

⑦糜烂渗液时，先用 1∶8000 高锰酸钾溶液或 3% 硼酸溶液清洁局部后扑粉，或用 2% 硼酸溶液湿敷，亦可用紫草地榆油外涂后再扑粉。有感染者，可在油膏中加抗菌药物如呋喃西林等。

⑧落屑期可用洗剂，如炉甘石洗剂、2% 冰片或 5% 白矾炉甘石洗剂。

（五）疾病预防

①生活和工作的地方应保持凉爽和干燥，使用电风扇或空调是有益的。

②衣服需要轻质、宽大，并有吸湿性，避免穿毛料、尼龙及合成纤维。

③洗澡、淋浴以保持皮肤皱褶部位清洁干燥，2 次/d 扑痱子粉或滑石粉。

④避免使用封包性油膏、刺激性软膏或化妆品。

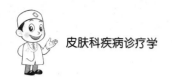

⑤在尿便失禁病例,可用有保护作用的软膏、洗剂、粉剂或霜剂。需长期卧床的重症患者用0.002%碘附液擦浴可预防皮肤褶烂。

九、摩擦性苔藓样疹

摩擦性苔藓样疹又名青少年丘疹性皮炎。肘膝复发性夏季糠疹、沙土皮炎。儿童丘疹性皮炎发病年龄常为2~9岁,男孩多见,好发于夏秋季。患儿常有玩沙土或接触表面粗糙物品的病史。皮损为针头至粟粒大小的多角形或圆形丘疹,平顶或圆顶,正常皮色、灰白色或淡红色,数目众多。

（一）病因和发病机制

原因不明。患者发病前常有某些刺激物接触或摩擦的病史,如玩弄泥沙或在毛毯上爬行、游戏等,因此与机械性刺激有关,也有认为与日晒、病毒感染有关。均见于3~12岁儿童,以男孩多见。多于春夏以及初秋季发生,患儿常有玩沙土或接触粗糙物品史。皮损常对称分布,多局限于手背、前臂伸侧,有时可见于指节、肘、膝等易受刺激摩擦的暴露部位,偶见广泛累及腕、足和躯干处。皮损为粟粒大小的扁平或半球形丘疹,常密集成片,但不融合,复有微细糠秕样鳞屑,呈轻度苔藓样变,炎症轻微。一般为正常皮色,较重者可呈淡红色。一般无自觉症状,有时出现轻度瘙痒感。本病具有自限性,但若暴露于原刺激后易复发。在整个病程中皮损均保持干燥,无水疱、糜烂及渗出。

（二）临床表现

多发生于夏季。好发于3~12岁儿童(男孩多见)的手背、前臂,有时见于指节、肘、膝等易受摩擦刺激部位,偶见累及腕、足和躯干。皮损为多角形或圆形小丘疹,正常皮色或淡红色,直径1~3mm,平顶或圆顶,表面覆有细微糠秕状鳞屑,可呈苔藓样。一般无自觉症状,也可轻度瘙痒。本病具自限性。

（三）诊断和鉴别诊断

根据典型临床表现易于诊断。

本病应与湿疹、儿童丘疹性肢端皮炎等进行鉴别。需与虫咬皮炎、儿童丘疹性肢端皮炎相鉴别。

1.虫咬皮炎

有昆虫叮咬或外出游玩史,局部皮肤出现风团样皮疹.明显红肿,中心有小出血点,为虫刺的蜇口,伴有刺痛瘙痒。

2.儿童丘疹性肢端皮炎

皮疹泛发。绿豆大小,较扁平暗红色丘疹,开始发于下肢,渐扩展至股、臀及上肢伸侧,最后可出现在面部。颈部淋巴结肿大。为乙肝病毒感染所致,可伴有急性无黄疸型肝炎,血清 HBsAg 阳性。

(四)预防和治疗

去除病因,避免不良的外界刺激。夏秋季节,儿童在室外游玩时应多加看护,避免接触沙土等,减少机械性摩擦的机会。婴幼儿的被褥及衣物布料应柔软。

1.全身治疗

有瘙痒不适症状者,可口服抗组胺药物,如西替利嗪、氯雷他定等。

2.局部治疗

外用炉甘石洗剂或糖皮质激类软膏,如丁酸氢化可的松软膏。

应避免刺激、减少摩擦。外用药物治疗以对症为主,可用糖皮质激素或焦油类制剂。

十、放射性皮炎

放射性皮炎是由各种类型电离辐射(如 α、β、γ、X 射线、电子、质子等)照射引起的皮肤黏膜损伤。放射性皮炎是由于放射线(主要是 β 和 γ 射线及 X 线)照射引起的皮肤黏膜炎症性损害。本病主要见于接受放射治疗的患者及从事放射工作而防护不严者。可引起一系列皮肤反应和损伤,表现为可逆性的毛发脱落、皮炎、色素沉着及不可逆的皮肤萎缩,皮脂腺、汗腺的毁灭和永久性的毛发缺失,以致放射性坏死,继之形成溃疡。

(一)病因和发病机制

各种类型的电离辐射均可使皮肤产生不同程度的反应,一方面可产生活性氧和自由基对组织产生急、慢性损伤,出现放射性皮炎,另一方面可使细胞 DNA 发生可逆或不可逆性损伤,引起细胞死亡或 DNA 产生突变,甚至引发恶性肿瘤。发病过程及程度取决于不同类型辐射的生物学效应、辐射剂量及辐射部位组织细胞的敏感性。

(二)临床表现

多累及放射工作人员或接受放疗者。根据临床表现的不同可分为急性放射性皮炎和慢性放射性皮炎。

1.急性放射性皮炎

由于单次或短时间内多次受到大剂量辐射所致,其早期反应与热灼伤相似,常称

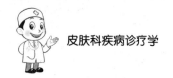

为放射性烧伤,可分为三度:

(1)Ⅰ度:常于暴露后 6d 出现,如剂量过大可在 24h 内发生,12d 左右达到高峰,3~4 周后消退。照射部位仅出现红斑,可有暂时性脱毛,伴灼痛和刺痒感。

(2)Ⅱ度:病期 1~3 个月。表现为局部红斑、水肿和水疱,破溃后出现糜烂和结痂,可遗留色素沉着或色素脱失、毛细血管扩张、皮肤萎缩及永久性毛发脱落;自觉明显灼热及疼痛。

(3)Ⅲ度:损害累及真皮深部、皮下组织甚至深部肌肉、骨骼,表现为显著红肿,可出现坏死和溃疡,溃疡常持续多年不愈,愈后留下萎缩性瘢痕,有些可为永久性溃疡,溃疡和瘢痕易发生癌变。

Ⅱ、Ⅲ度放射性皮炎可伴全身症状如乏力、头痛、头晕、恶心、呕吐、出血等,可有白细胞减少及继发感染。

2.慢性放射性皮炎

由于长期反复接受小剂量放射线辐射所致,也可由急性放射性皮炎转变而来。潜伏期数月至数十年不等。表现为皮肤干燥、萎缩,汗腺、皮脂腺分泌减少,毛细血管扩张、色素沉着或减退,毛发脱落,以后可形成溃疡,难以愈合,并可产生癌变。

(三)诊断和鉴别诊断

根据放射线照射史及典型临床表现可以诊断。有时外观可呈接触性皮炎表现,需加以鉴别。急性放射性皮炎局部组织病理可见棘细胞水肿和空泡变性,无丝分裂的细胞分化及核固缩,基底液化坏死,真皮噬色素细胞中黑素增加,网突变平,真皮上部水肿,毛细血管扩张,真皮血管内膜水肿和增殖,皮脂腺变性。

慢性放射性皮炎的局部组织病理可见真皮较深处血管壁纤维性增厚,伴不同程度的血管性阻塞,角化过度和粒层增厚,棘层肥厚或表皮萎缩,基底细胞的核固缩伴黑素沉着,真皮上部表浅血管和淋巴管扩张,胶原纤维均质化,皮脂腺、毛囊、汗腺不同程度破坏。

(四)预防和治疗

1.一般治疗

一旦发病应及时停止放射线照射,并注意保护,避免外界刺激。

(1)急性放射性皮炎红斑水肿明显时可用炉甘石洗剂或 3%硼酸溶液湿敷。无水肿渗出的急性皮炎及慢性皮炎可选用温和无刺激性霜剂、软膏,如维生素 E 霜、10%鱼肝油软膏及其他护肤霜等,亦可选用皮质激素类霜剂或软膏。

（2）对溃疡性损害可用抗生素软膏如莫匹罗星等，亦可用10%鱼肝油软膏或行氦氖激光照射，对顽固性溃疡可考虑手术切除并行植皮术。

（3）对癌前期或癌变早期损害可用5%5-氟尿嘧啶软膏或行外科切除。

2.全身治疗

主要是加强支持疗法，给予高蛋白、高维生素饮食，必要时给以输液、能量合剂及氨基酸等，并补充维生素A、D、B、C、E等。其他可用丹参片及低分子右旋糖酐以改善局部或全身微循环。

应加强个人安全防护措施，严格遵守放射操作规程，掌握放疗适应证和总剂量；如发生放射源泄露事件，应立即作好防护并脱离辐射源或污染区。

急性放射性皮炎应保护受损皮肤，避免局部刺激。红肿显著时可用扑粉和振荡剂，渗出性皮损用3%硼酸溶液湿敷，无明显渗出时可外用糖皮质激素霜剂，发生溃疡则需切除并植皮。

慢性放射性皮炎的干燥萎缩性皮损应避免破损，可外用保护性软膏；溃疡可进行理疗以促进愈合，同时防止继发感染；溃疡疑有癌变应作组织病理检查，难以愈合者可在感染控制后将溃疡及周围皮损一并切除并植皮。

（五）护理措施

放射治疗是肿瘤治疗的最常见的方法之一。在放射治疗过程中，射线不仅对肿瘤细胞有杀伤作用，而且对正常组织及全身也有同样的杀伤作用，因此，对做放射治疗的患者不仅要做好放疗前、中、后的护理，同时也要做好对放射治疗所产生副反应的观察及护理工作。

1.放疗前的护理

在放疗前首先应做好患者的思想工作，如其出现紧张、恐惧严重时可给予心理指导，使其对放疗有所了解，消除紧张、恐惧情绪；其次改善全身情况，注意营养调配，改善局部情况，避免局部感染。

2.放疗中的护理

肿瘤患者放疗中常出现疼痛、出血、感染、头昏、食欲缺乏等症状，应及时对症处理。注意调整治疗方法及剂量，尽量保护不必照射的部位，同时给予镇静剂和维生素B类药物。充分摄入水分，从而达到减轻全身反应及避免局部放射损伤的目的。在放疗过程中，注意经常观察血象变化，如白细胞低于$3.0×10^9$个/L，血小板低于$8.0×10^9$个/L，应及时查找原因，或暂停放疗，给予综合治疗。如出现放射性皮炎应及时处理，效果不佳者根据情况必要时停止放疗，按本文治疗方法处理。

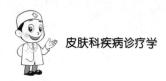

3. 放疗后的护理

照射后的局部皮肤要保持清洁,避免物理和化学刺激。尽量减少治疗局部的摩擦,患者内衣应为柔软的纯棉布料,衣领及衣边不要过硬,以免刺激局部皮肤引起溃疡。照射后的皮肤,因受放射性损伤,抵抗力减低,易继发感染,所以要根据不同放疗部位加以保护。对照射过的原发肿瘤部位不可轻易进行活检,如皮肤癌,局部如破溃可造成经久不愈的创面。